高等院校医学实验教学系列教材

医学形态实验学Ⅰ
——解剖学分册

第2版

主　审　马宁芳

主　编　龙大宏　宣爱国

副主编　黄婉丹　王智明　李佳楣

编　者（按姓氏笔画排序）

丁红梅　王　潇　王智明　龙大宏　叶秉坤

孙向东　李佳楣　李清清　杨丹迪　冷水龙

武莹莹　罗秀梅　郝彦利　洪乐鹏　宣爱国

贺小松　黄婉丹

科学出版社

北　京

内 容 简 介

本实验教材是根据五年制本科人体解剖学教学大纲和医学形态学教学改革的要求，结合编者多年的解剖学教学实践经验，参考国内外相关解剖实验的资料编写而成。全书以章节为独立的实验教学单元，每章节内容包括概述、实验要求、实验内容和思考题，并附有思考题参考答案二维码，便于学生扫描检验学习效果。部分章节内容还附有示教视频二维码供学习参考。本教材既能满足解剖学实验教学的需要，又方便学生课后复习及进一步巩固所学知识。

本实验教材适合临床医学及相关专业本科生使用，也可供研究生参考使用。

图书在版编目（CIP）数据

医学形态实验学 . I，解剖学分册 / 龙大宏，宣爱国主编 . —2 版 . —北京：科学出版社，2021.11
高等院校医学实验教学系列教材
ISBN 978-7-03-069826-1

Ⅰ . ①医… Ⅱ . ①龙… ②宣… Ⅲ . ①人体形态学 – 实验 – 医学院校 – 教材 ②人体解剖学 – 实验 – 医学院校 – 教材 Ⅳ . ① R32-33

中国版本图书馆 CIP 数据核字（2021）第 187130 号

责任编辑：胡治国 / 责任校对：宁辉彩
责任印制：赵 博 / 封面设计：陈 敬

科学出版社 出版
北京东黄城根北街 16 号
邮政编码：100717
http://www.sciencep.com

涿州市般润文化传播有限公司印刷
科学出版社发行 各地新华书店经销

*

2014 年 1 月第 一 版 开本：787×1092 1/16
2021 年 11 月第 二 版 印张：10
2025 年 1 月第十次印刷 字数：230 000

定价：69.80 元
（如有印装质量问题，我社负责调换）

前　言

　　人体解剖学是一门研究正常人体形态结构的学科，属形态学范畴。人体解剖学的教学目的是让医学生掌握人体各系统器官的位置、形态和结构，并理解其与功能之间的关系，为学习其他医学基础课程和临床课程打下基础。因此，学好人体解剖学知识是非常重要和必要的。解剖学名词多、描述多、内容抽象、难记忆，通过实验课的标本观察和实地解剖操作，各器官解剖结构将在初学者脑海里留下深刻的直观印象，有助于学生对解剖知识的理解和记忆。

　　人体解剖学实验教学过程中，在教师的指导下，学生通过对人体标本、模型等进行独立观察、寻认、分析、对比、描述、记忆和归纳总结，从而获得较为全面、系统的解剖学知识。同时，学生还需要运用人体整体性的观点、进化发展的观点、人类社会性的观点、形态与功能相统一的观点、理论联系实际的观点，来完成实验教学活动。因此，人体解剖学实验课是学好解剖学的必要条件，也是提高教学质量的关键环节。

　　本实验教材按照五年制人体解剖学教学大纲的要求，结合编者长期教学累积的经验，参考国内、外有关解剖学实验的资料编写而成，抓住解剖学的教学重点和难点，便于学生课前、课中和课后进行学习。本教材旨在帮助学生更好地掌握人体解剖学的学习方法和规律，通过系统性的实验学习，掌握人体器官的正常位置、形态结构和功能等解剖学知识。同时使学生熟悉标本观察及解剖操作技巧，逐步培养学生分析和解决问题的能力，良好的团队协作精神，自主学习和创新思维。在解剖学的实验教学中，把人文思政元素与专业知识体系有机整合，贯穿课堂，对学生进行人文思政教育，帮助学生树立科学的世界观、人生观和价值观，使其具备人文情怀和强烈的社会责任感。

　　我们衷心希望本教材能够满足现代医学教育教学改革和医学生培养目标的需要。

　　由于编者水平有限，本教材难免存在不足之处，敬请批评指正。

编　者

2021 年 3 月

目　　录

第一篇　运动系统

第一章　骨　学

运动系统包括骨学、关节学和肌学三部分。在运动过程中，骨起杠杆作用。骨是一类器官，成人有 206 块。按部位可分为躯干骨、颅骨和附肢骨。躯干骨和颅骨又合称中轴骨。按形态，骨又分为长骨、短骨、扁骨和不规则骨。骨由骨膜、骨质和骨髓三部分构成，并具有丰富的血管、淋巴和神经。

第一节　躯　干　骨

一、概　述

躯干骨包括椎骨、胸骨和肋三部分。其中椎骨又分为 7 块颈椎、12 块胸椎、5 块腰椎、1 块骶骨和 1 块尾骨。胸骨又分为胸骨柄、胸骨体和剑突三部分。肋分为真肋、假肋和浮肋。

通过实验观察，掌握骨的形态和构造，熟悉骨的理化特性和生长发育过程。掌握躯干骨的形态特点，鉴别颈椎、胸椎、腰椎和骶骨，并验证课本中的理论描述。结合临床学会在活体触摸胸骨角计数肋，触摸隆椎计数椎骨。

二、实验要求

1. 开展尊重和爱护标本的伦理教育，感恩大体老师的无私奉献精神。
2. 观察骨的形态和构造。
3. 观察躯干骨的组成。
4. 观察比较颈椎、胸椎、腰椎的形态特点。
5. 观察寰椎、枢椎、隆椎和骶骨的形态结构。
6. 观察胸骨和典型肋骨的形态结构。
7. 触摸隆椎和胸骨角，理解它们的临床意义。

三、实验内容

（一）解剖学第一课

进行解剖学第一课默哀仪式。在标本实习开始前，由指导老师致感恩词，师生进行默哀仪式，向大体老师致敬，感谢大体老师为医学教育所做出的奉献，切身体会感恩与奉献的精神。

（二）骨学总论

1. 观察骨的形态，长骨如股骨、肱骨，有骺、长骨体和骨髓腔；短骨如腕骨、跗骨，大体呈方形；扁骨如颅盖骨，有内板、外板和板障；不规则骨如上颌骨、椎骨，形态不规则。

2. 观察骨的构造，在冠状切股骨上观察骨干处的骨密质，色浅，质地细密坚硬，内面是骨髓腔，活体应有黄骨髓；看骨骺端的骨松质，色暗，呈蜂窝状的骨小梁间的空泡内活体有红骨髓。骨表面特别在骺端有滋养孔。

3. 在冠状切股骨的干骺端，可见骺线，骨松质的骨小梁纹路在此线处错开。

4. 在小儿冠状切长骨上，观察干骺端，清晰可见骺软骨，理解青少年增高与骨龄等理论知识。

5. 观察煅烧骨与脱钙骨，理解骨的物理和化学组成及其特性。骨同时含无机质和有机质，所以既有硬度也有韧性。煅烧骨令有机质碳化，骨虽硬但变脆；骨经醋泡，钙形成醋酸钙脱出，剩下有机质，骨变软，可以触摸并体会之。

（三）躯干骨

1. 在图上及整体骨架上指出躯干骨的三个组成部分：椎骨、胸骨和肋。

2. 观察椎骨（vertebra）的一般形态（以胸椎或腰椎为例），椎体、椎弓、椎弓根、椎弓板、椎孔、横突、棘突和上、下关节突等。对照课本观察椎骨的上述结构，对照整体骨架观察单独一块椎骨的正常体位，并体会在自己身体上的摆放位置（椎体朝前，棘突向后下方倾斜）。

3. 扣起相邻两椎骨，观察椎上切迹、椎下切迹和椎间孔，体会关节突关节的构成和椎管的形成。

4. 观察特殊的颈椎（cervical vertebrae），寰椎、枢椎和隆椎（图 1-1），体会寰枕关节和寰枢关节的构成。掌握触摸隆椎计数椎骨的方法：隆椎棘突长而末端不分叉，颈部活动度大，低头便可使隆椎棘突末端凸显，此为第 7 颈椎，其他椎骨可沿棘突末端向下触摸并计数。

5. 观察颈动脉结节的位置，模拟颈动脉压迫止血的方法（第 6 颈椎横突末端前方的结节较大，可将前方的颈总动脉压在其上）。

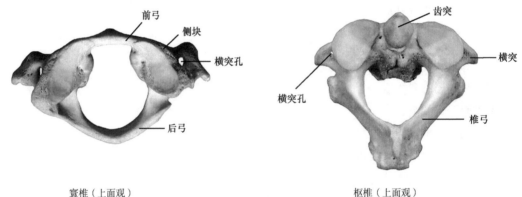

寰椎（上面观）　　　　　　　　　　　　枢椎（上面观）

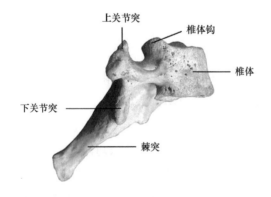

隆椎（侧面观）

图 1-1　颈椎

6. 掌握鉴别三类椎骨［颈椎（cervical vertebrae）、胸椎（thoracic vertebrae）和腰椎（lumbar vertebrae）］的方法，观察各类椎骨特有的结构。颈椎有横突孔、椎体钩，椎体较小，棘突末端分叉，关节突关节面呈水平位（图1-1）；胸椎有上、下肋凹及横突肋凹，棘突较长且伸向后下方，关节突关节面呈冠状位（图1-2）；腰椎有副突、乳突，椎体大，棘突宽而水平伸向后方，关节突关节面呈矢状位（图1-3）。

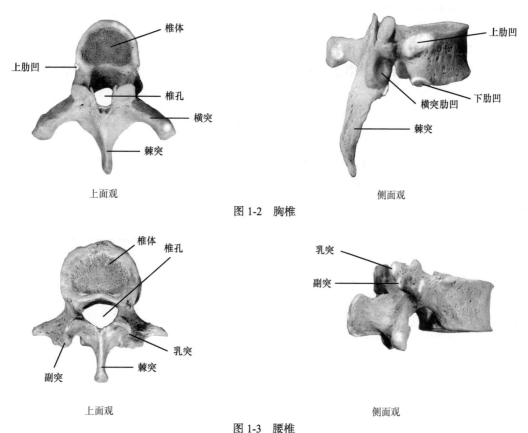

上面观 侧面观

图 1-2 胸椎

上面观 侧面观

图 1-3 腰椎

7. 观察骶骨（sacrum）和尾骨（coccyx）。观察骶骨上的各结构（图1-4）：骶岬，耳状面，骶粗隆，骶管，骶前、后孔，骶正中、中间和外侧嵴及骶角等。注意:骶骨一般由5块骶椎融合而成，部分人为6块（腰椎骶化），部分人第1骶椎脱离（骶椎腰化），均属正常变异。

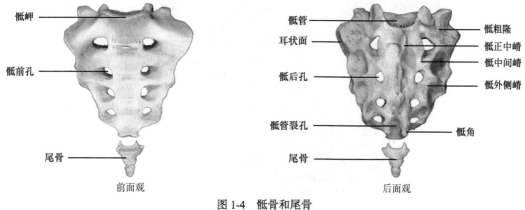

前面观 后面观

图 1-4 骶骨和尾骨

8. 肋（ribs）共有 12 对，由肋骨与肋软骨组成。复习真肋、假肋和浮肋的概念。观察肋，特别是第 3 ～ 10 肋中的任意一根，辨认肋头、肋颈、肋结节、肋角、肋体和肋沟；在整体骨架上，比对肋的正常体位：肋头朝后，肋沟靠下，前端向前下方倾斜两个肋间隙（所以胸骨角平对第 2 肋，又平对第 4 胸椎）。

9. 扣住相邻两胸椎，将肋头抵住上、下肋凹，同时将肋结节抵住横突肋凹，体会肋骨与胸椎的连结；肋骨前端呈断口状，与肋软骨相连。

10. 观察构成胸骨（sternum）的三部分，胸骨柄、胸骨体和剑突（图 1-5）。观察颈静脉切迹、锁切迹和肋切迹。体表触摸颈静脉切迹、胸骨角（胸骨柄与胸骨体连结处向前突起），并掌握计数肋的方法（胸骨角两侧连结的是第 2 肋软骨，平对第 2 肋，可依次逐个向下触摸计数肋）。

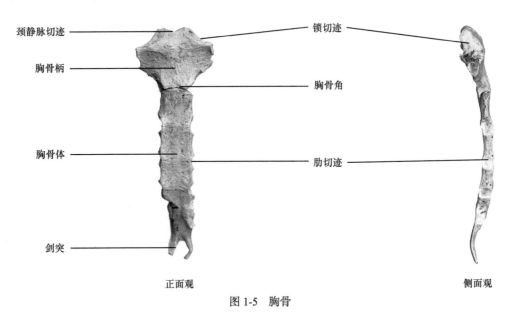

颈静脉切迹		锁切迹
胸骨柄		胸骨角
胸骨体		肋切迹
剑突		

正面观　　　　　　　　　　　　　　　　　　　側面观

图 1-5　胸骨

四、填　　图

1. 椎骨

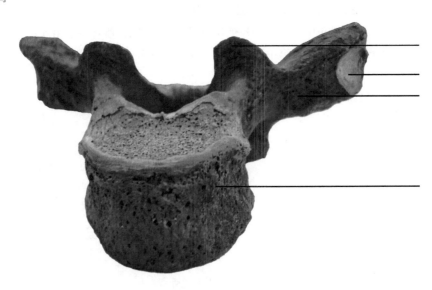

2.骶骨

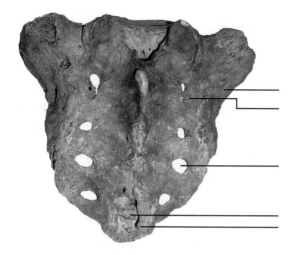

五、思 考 题

1. 如何区别颈椎、胸椎和腰椎？

2. 什么是颈动脉结节？有何临床意义？

3. 什么是隆椎？有何临床意义？

4. 什么是胸骨角？有何临床意义？

5. 何为骶角？有何临床意义？

填图及思考题答案

（杨丹迪）

第二节 颅 骨

一、概 述

颅骨在成人共有 23 块（不包括 3 对听小骨，因听小骨司声波震动放大功能，不计入运动系统），借关节和缝连结成颅。颅内有脑，眼眶中有眼，口腔和鼻腔内有相关器官，所以颅对神经系统、感觉器官、消化系统和呼吸系统起始部都具有支持和保护作用。

颅可分为后上部的脑颅和前下部的面颅。其中脑颅骨共 8 块，包括成对的顶骨和颞骨，不成对的额骨、筛骨、蝶骨和枕骨。它们共同构成了颅腔，容纳脑，故称脑颅骨。面颅骨共 15 块，包括成对的颧骨、上颌骨、泪骨、鼻骨、腭骨和下鼻甲，不成对的下颌骨、犁骨和舌骨。它们构成了面部的支架，故称面颅骨。

通过实验观察，在整颅上辨认出 8 块脑颅骨和 15 块面颅骨。掌握颅底内、外面一系列重要的孔裂和结构，为以后学习出入各孔裂的血管和神经打好基础。掌握骨性鼻旁窦在颅骨中的位置，为呼吸系统学习鼻旁窦的开口打好基础。在新生儿颅上掌握颅囟的相关知识。

二、实 验 要 求

1. 在颅的整体观上辨认 23 块颅骨，区分脑颅骨和面颅骨。

2. 在分离颅骨上观察筛骨、蝶骨、颞骨、腭骨和下颌骨的形态结构。

3. 观察颅侧面观和前面观的组成和结构。

4.观察颅底内面颅前窝、颅中窝和颅后窝的重要孔裂。

5.观察颅底外面的结构。

6.观察骨性鼻旁窦的位置和开口。

7.观察新生儿颅的特征。

三、实 验 内 容

1.对照课本和图谱，在分离颅骨标本上观察 8 块脑颅骨和 15 块面颅骨的位置。先观察位置较浅的颅骨，如颧骨、额骨、顶骨、枕骨、颞骨、上颌骨、下颌骨、鼻骨和舌骨（图 1-6）；再观察位置较深的颅骨如筛骨、蝶骨、腭骨、泪骨、下鼻甲和犁骨等。

2.在整颅上指出 23 块颅骨的位置，指出冠状缝、矢状缝和人字缝（图 1-6）。

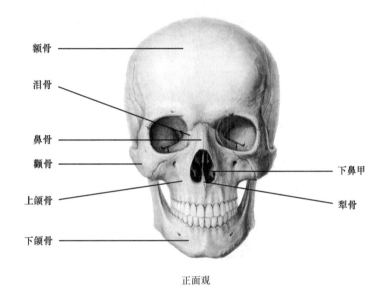

正面观

侧面观

图 1-6　颅骨

3. 分别观察筛骨、蝶骨、颞骨、腭骨和下颌骨，辨认它们的结构，如筛骨的垂直板和上、中鼻甲等；蝶骨的小翼，大翼，翼突及其内、外侧板（图 1-7）和翼窝等；颞骨的鳞部、鼓部和岩部等；腭骨的水平板和垂直板；下颌骨的头、颈、支、体、角、切迹、冠突、下颌孔、颏孔、咬肌粗隆（图 1-8）和颏棘等。

4. 在颅水平切标本上观察颅底内面观的重要结构。因结构细小和薄弱，要求用软硬适中的探针指示或探查（注：不要用笔等硬物去探查，以免损坏标本）。

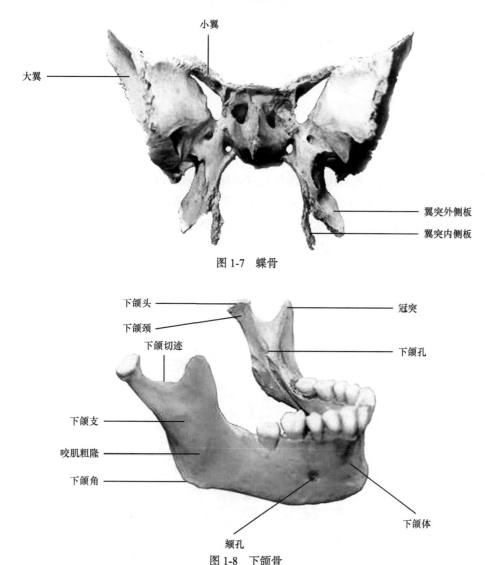

图 1-7　蝶骨

图 1-8　下颌骨

5. 颅底内面观结构众多，可借助有标注的标本进行观察。先掌握颅前窝（anterior cranial fossa）、颅中窝（middle cranial fossa）和颅后窝（posterior cranial fossa）的划分，体会 3 个窝位于不同水平面。

6. 在颅水平切标本上辨认颅前窝内的鸡冠、筛板和筛孔等结构；颅中窝内的垂体窝、前床突、视神经管、眶上裂、颈动脉沟和破裂孔等结构，指出外侧区的圆孔、卵圆孔、棘孔、三叉神经压迹和鼓室盖等结构；颅后窝内的枕骨大孔、内耳门、横窦沟、乙状窦沟、颈静脉孔、舌下神经管内口和枕内隆凸等结构（图 1-9）。探查各孔和裂，观察它们通向何处。

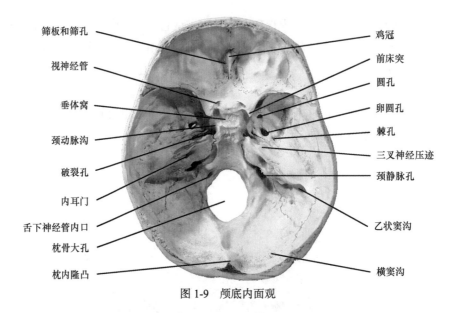

筛板和筛孔

视神经管

垂体窝

颈动脉沟

破裂孔

内耳门

舌下神经管内口

枕骨大孔

枕内隆凸

鸡冠

前床突

圆孔

卵圆孔

棘孔

三叉神经压迹

颈静脉孔

乙状窦沟

横窦沟

图 1-9 颅底内面观

7. 观察颅底外面观的重要结构。借助颅底内面观的基础，对照记忆，如卵圆孔、棘孔、颈静脉孔和枕骨大孔，内外相通；内有颈动脉管内口、舌下神经管内口和内耳门，外有颈动脉管外口、舌下神经管外口和外耳门等；尚可见翼突内、外侧板（图 1-10）。

8. 辨认颅底外面观的其他重要结构，如乳突、茎突、茎乳孔、枕髁、下颌窝、关节结节和枕外隆凸等（图 1-10）。

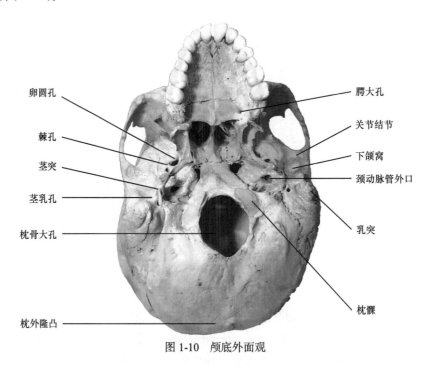

卵圆孔

棘孔

茎突

茎乳孔

枕骨大孔

枕外隆凸

腭大孔

关节结节

下颌窝

颈动脉管外口

乳突

枕髁

图 1-10 颅底外面观

9. 颅侧面观上主要观察翼点（pterion）（见图 1-6），区分颞窝、颞下窝和翼腭窝（pterygopalatine fossa），圆孔可通翼腭窝。

10. 颅前面观主要观察眶（orbit）和骨性鼻腔（bony nasal cavity）。眶：辨认眶上孔（眶上切迹）、眶下孔、泪腺窝、泪囊窝和眶下沟，用探针探查视神经管和眶上裂，通入颅中窝；探查眶下裂，通入颞下窝和翼腭窝。骨性鼻腔：辨认 3 个鼻甲和犁骨。

11. 观察骨性鼻旁窦（paranasal sinus）。颅矢状切上可看到额窦：为额骨内的空泡，左右各一；蝶窦：为蝶骨体内的空泡，被薄骨板分隔成两腔。颅冠状切上可看到筛窦：为筛骨内许多的蜂窝状空泡，左右各一，各分为前、中、后三群；上颌窦：为上颌骨内的大空泡，左右各一。

12. 观察新生儿颅囟（cranial fontanelles），触摸前囟和后囟，掌握各囟门的闭合时间。

四、填 图

1. 颅底内面观

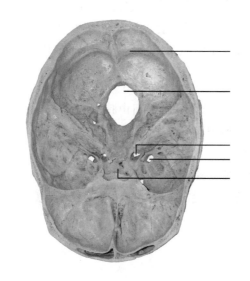

2. 下颌骨

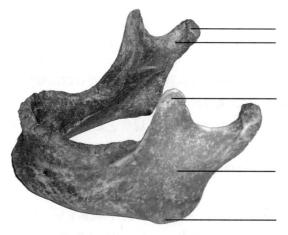

五、思 考 题

1. 眶借眶上裂与眶下裂分别通哪里？
2. 试述翼点的位置、构成和临床意义。
3. 什么是前囟？一般什么时候闭合？

填图及思考题答案

（杨丹迪）

第三节 附 肢 骨

一、概 述

附肢骨又称四肢骨，包括上肢骨和下肢骨。人类由于直立行走，上肢获得了解放，上肢骨相对纤细，关节趋于灵活；下肢骨粗壮，适于支持与负重，关节相对稳固。四肢骨又分为肢带骨与自由肢骨。与躯干相连接的为肢带骨；能自由活动的为自由肢骨。

上肢骨包括锁骨、肩胛骨、肱骨、桡骨、尺骨和手骨，每侧有32块，共64块。其中锁骨和肩胛骨为上肢带骨，其余为自由上肢骨。下肢骨包括髋骨、股骨、髌骨、胫骨、腓骨和足骨，每侧有31块，共62块。其中髋骨为下肢带骨，其余为自由下肢骨。

通过实验观察，掌握上、下肢骨的位置、形态和结构，以及其上的结构名称。留意六大关节的骨性组成，为关节学的学习打好基础，体会形态结构与运动功能相适应的关系。

二、实验要求

1. 观察上、下肢骨的位置，区分肢带骨和自由肢骨。

2. 观察以下各骨的位置、形态和结构：上肢的肩胛骨、锁骨、肱骨、尺骨和桡骨，下肢的髋骨、股骨、髌骨、胫骨和腓骨。

3. 观察各手骨和足骨的一般形态。

4. 体会骨盆的构成，体会六大关节（肩关节、肘关节、腕关节、髋关节、膝关节和踝关节）的骨性组成。

5. 触摸四肢的骨性体表标志。

三、实验内容

（一）上肢骨

1. 上肢带骨

（1）锁骨（clavicle）：取游离锁骨，先在整体骨架上比对，通过观察确定其正常位置，即辨明左右（以下辨明左右同法），再对照课本和图谱辨认出锁骨的肩峰端和胸骨端等结构。

（2）肩胛骨（scapula）：取游离肩胛骨，先辨明左右，再辨认其主要结构：上角、下角、外侧角、肩峰、肩胛冈、冈上窝、冈下窝、肩胛下窝、喙突、关节盂、盂上结节、盂下结节和肩胛切迹等（图1-11）。取同侧游离锁骨，比对锁骨的肩峰端与肩胛骨的肩峰，体会肩锁关节的构成。

（3）在体表触摸：肩峰、肩胛冈和锁骨等。

2. 自由上肢骨

（1）肱骨（humerus）：取游离肱骨，先辨明左右，再观察它的主要结构：肱骨头、解剖颈、大结节、小结节、结节间沟、外科颈、肱骨体、三角肌粗隆、桡神经沟、冠突窝、鹰嘴窝、内上髁、外上髁、尺神经沟、肱骨小头和肱骨滑车等（图1-12）。取同侧游离肩胛骨，比对肱骨的肱骨头与肩胛骨的关节盂，体会肩关节的构成。

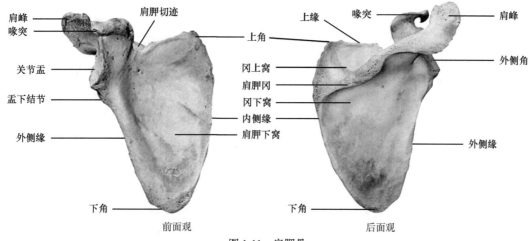

图 1-11 肩胛骨

（2）尺骨（ulna）：取游离尺骨，辨明左右，观察它的主要结构：鹰嘴、冠突、滑车切迹、桡切迹和尺骨头等（图 1-13）。

（3）桡骨（radius）：取游离桡骨，辨明左右，观察它的主要结构：桡骨头、桡骨头凹、桡骨颈、桡骨粗隆、环状关节面、尺切迹和桡骨茎突等（图 1-13）。取同侧游离肱骨、尺骨和桡骨，比对肱骨下端与桡、尺骨上端的结构，体会肘关节的构成。

（4）手骨：辨认 8 块腕骨，体会它们如何分两排排列，并且如何形成腕沟；观察掌骨、指骨的形态和数目，确定拇指骨 2 块，示指、中指、无名指和小指骨各 3 块。体会腕关节的构成。

（5）在体表触摸：尺神经沟、鹰嘴、尺骨头和豌豆骨等。

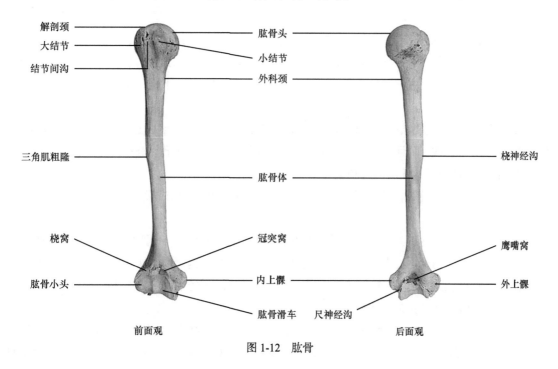

图 1-12 肱骨

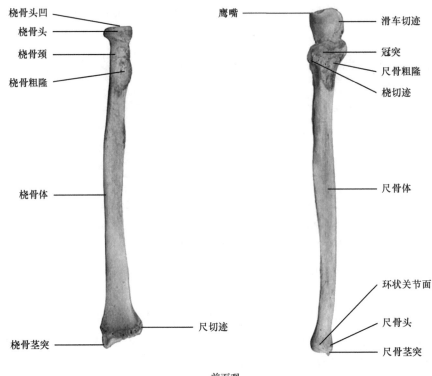

前面观

图 1-13　尺骨和桡骨

（二）下肢骨

1. 下肢带骨

（1）髋骨（hip bone）：在骨盆上观察髋骨与骶、尾骨如何连结成骨盆，体会髋骨属于下肢骨而骶、尾骨属于躯干骨。观察游离髋骨，先结合小儿髋骨标本，区分髋骨的三个组成部分：髂骨、耻骨和坐骨（小儿髋骨的三部分由软骨连结，髋臼内可见 Y 形软骨板，成人髋骨完全融合成一整块）。

（2）观察髋骨的主要结构：髂嵴、髂结节、髂前上棘、髂前下棘、髂后上棘、髂后下棘、耳状面、髂粗隆、髂窝、弓状线、耻骨梳、耻骨结节、耻骨嵴、耻骨联合面、闭孔、坐骨大切迹、坐骨小切迹、坐骨棘、髋臼、髋臼窝、髋臼切迹和坐骨结节等（图 1-14）。

（3）在体表触摸：髂嵴、髂结节、髂前上棘、髂后上棘和坐骨结节等。

2. 自由下肢骨

（1）股骨（femur）：取游离股骨，辨明左右，观察它的主要结构：股骨头、股骨头凹、股骨颈、大转子、小转子、转子间线、转子间嵴、耻骨肌线、臀肌粗隆、内侧髁、外侧髁、内上髁、外上髁、收肌结节、髁间窝和髌面等（图 1-15）。比对股骨头与髋臼，体会髋关节的构成。

（2）髌骨（patella）：是人体最大的籽骨。

（3）胫骨（tibia）：取游离胫骨，辨明左右，观察它的主要结构：内侧髁、外侧髁、髁间隆起、胫骨粗隆、比目鱼肌线、腓关节面、骨间缘和内踝等。比对股骨下端与胫骨上端及髌骨，体会膝关节的构成。

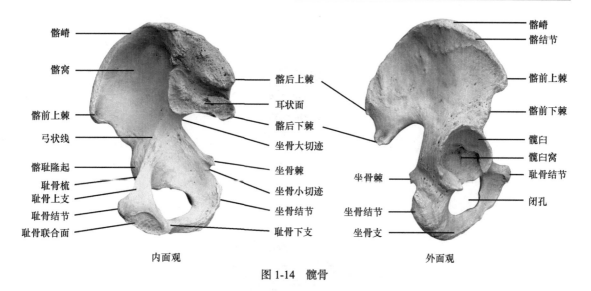

图 1-14 髋骨

（4）腓骨（fibula）：观察腓骨头、骨间缘和外踝。

（5）足骨：辨认距骨、跟骨、跖骨和趾骨等，确定踇趾骨2块，其他趾骨各3块。比对踝关节的构成。

（6）在体表触摸：大转子、髌骨、内踝、外踝和跟骨结节等。

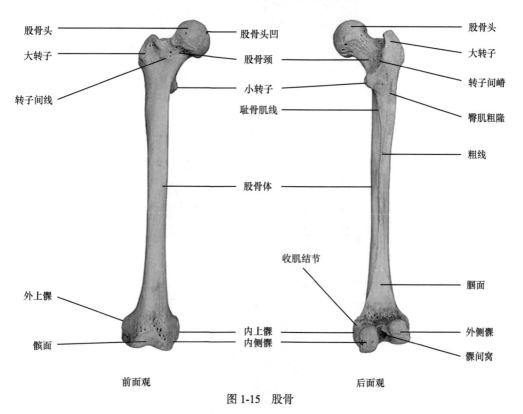

图 1-15 股骨

四、示　　教

上肢骨示教视频

五、填　　图

1. 肩胛骨

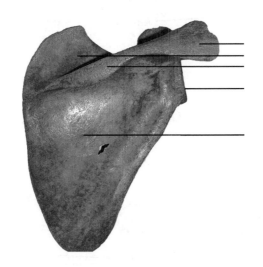

2. 肱骨

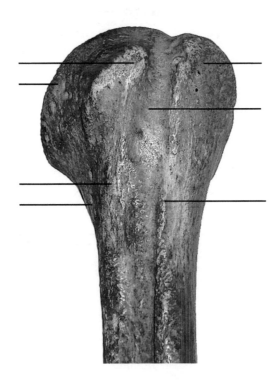

3. 髋骨

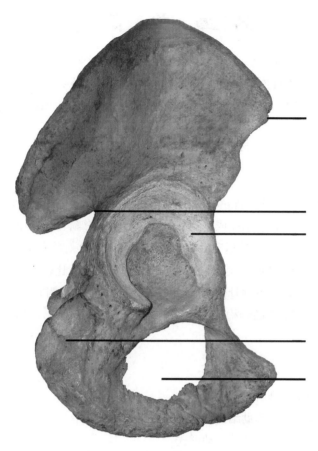

六、思 考 题

1. 以下结构分别位于何骨？外科颈、桡神经沟、尺神经沟、喙突、鹰嘴、关节盂、闭孔、大转子、臀肌粗隆、髁间隆起、内踝和外踝。

2. 解剖颈与外科颈有何不同之处？

3. 髋臼与髋臼窝有何不同之处？

4. 髋骨由哪三部分组成？有哪些重要结构？

填图及思考题答案

（王 潇）

第二章 关 节 学

骨与骨之间借纤维结缔组织、软骨和骨相连结，称骨连结（articulation junctions）。骨连结按连结形式的不同，可分为直接连结和间接连结两种。间接连结又称关节，是骨连结的最高分化形式，构成关节的各骨由结缔组织包绕连结，围成密闭腔隙，内充以滑液，其活动度较大。

第一节　中轴骨的连结

一、概　　述

中轴骨连结包括躯干骨的连结和颅骨的连结。躯干骨的连结主要形成脊柱和胸廓。脊柱由 24 块椎骨、1 块骶骨和 1 块尾骨连结而成，除支持身体，保护脊髓、脊神经和内脏外，还有运动功能，可做屈、伸、侧屈、旋转和环转运动。胸廓由 12 块胸椎、12 对肋和 1 块胸骨连结而成，具有保护、支持和参与呼吸运动的功能。颅骨的连结以直接连结为主，比较牢固，间接连结主要有颞下颌关节，属于联合关节，可使下颌骨做上提、下降、前进、后退及侧方运动。

通过实验观察，查明关节的结构和中轴骨的连结情况，理解关节的运动形式和脊柱、胸廓的功能。

二、实验要求

1. 辨认骨连结的类型，理解其功能。
2. 观察关节的基本结构和辅助结构，理解其功能。
3. 体会关节的运动，理解关节的运动形式。
4. 查看连结椎骨的各结构的位置和构成，观察脊柱的位置与组成。
5. 观察胸廓的组成与形态。
6. 观察颞下颌关节的组成与形态特点。

三、实验内容

（一）直接连结

1. 纤维连结　骨与骨之间借纤维结缔组织相连。观察前臂、小腿骨间膜，颅骨的缝。

2. 软骨连结　骨与骨之间借软骨相连。观察耻骨联合间的连结（耻骨间盘）和椎体间的连结（椎间盘）。

3. 骨性结合　骨与骨之间借骨组织相连。观察骶骨（由各骶椎结合而成）。

（二）间接连结

1. 关节的基本结构

（1）关节面：是构成关节各相关骨的接触面。在打开关节囊的肩关节标本上观察，关节面上覆有关节软骨，颜色较白。

（2）关节囊：是附于关节面周围骨面的致密结缔组织囊。关节囊分为两层，外层粗糙，是纤维层；内层光滑，是滑膜层。在未打开关节囊的肩关节标本上观察关节囊的附着情况。

（3）关节腔：是关节软骨和关节囊滑膜层之间的密闭腔隙。在打开关节囊的肩关节标本上观察已打开的关节腔。

2. 关节的辅助结构 详见各关节的观察。

（三）脊柱

1. 椎骨间的连结

（1）椎体间的连结

1）椎间盘（intervertebral disc）：在脊柱标本及模型上观察，可见椎体与椎体之间稍显膨大而凸出，此处即为位于椎体之间的椎间盘。取椎间盘处横断的脊柱标本观察椎间盘的形态，可见其由周围多层环形的纤维环和中央柔软的髓核构成（图 2-1、图 2-2）。

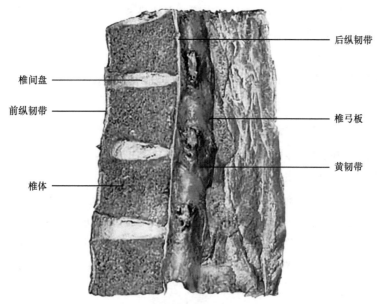

椎间盘

前纵韧带

椎体

后纵韧带

椎弓板

黄韧带

图 2-1 椎骨间的连结（矢状切）

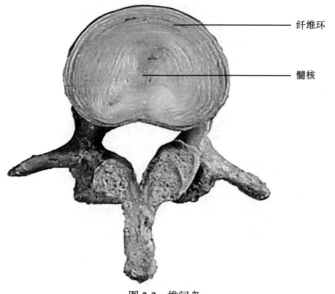

纤维环

髓核

图 2-2 椎间盘

2）前纵韧带（anterior longitudinal ligament）和后纵韧带（posterior longitudinal ligament）：在椎体和椎间盘的前面观察，前纵韧带为一条纵行的扁而宽的纤维带；在去除椎弓的脊柱标本观察，椎体和椎间盘的后面也可见到一条纵行的纤维带，即为后纵韧带，它比前纵韧带窄而薄（图2-1）。

（2）椎弓间的连结

1）黄韧带（ligamenta flava）、棘间韧带（interspinal ligament）和棘上韧带（supraspinal ligament）：取去除椎体的脊柱标本进行观察，从前面可见各椎弓板之间有呈淡紫色（新鲜时呈黄色）的黄韧带；从侧面可见各棘突之间的结缔组织棘间韧带；从后面可见纵行覆盖各棘突末端的一条略宽的纤维结缔组织棘上韧带。棘上韧带在颈部增宽成膜状的项韧带（在颈段脊柱显示项韧带的标本上观察）。

2）椎弓间的间接连结：为各关节突关节，由相邻椎骨的上、下关节突构成。

2. 脊柱的整体观及运动　脊柱由所有椎骨及其连结装置构成。在骨架上观察脊柱，从前面看，可见各椎骨的椎体从上向下逐渐加大。从侧面看，脊柱呈 S 形，有颈、胸、腰、骶四个弯曲，其中颈曲和腰曲凸向前;胸曲和骶曲凸向后。从后面看，可见各棘突连贯形成纵嵴。棘突在颈部较短，近水平位，胸部较长，斜向后下，在腰部则呈水平位向后伸出。脊柱可做屈、伸、侧屈、旋转和环转运动，请在自己的身上完成脊柱的各种运动，理解脊柱的运动形式。

（四）胸廓

1. 肋椎关节　取肋椎关节标本及胸廓模型观察。

（1）肋头关节：由胸椎椎体两侧的肋凹与肋骨头关节面构成。

（2）肋横突关节：由胸椎横突肋凹与肋结节关节面构成。

2. 胸肋关节　取胸肋关节标本观察，先辨清第 1 ～ 7 肋软骨，然后轻轻地逐个扳动第 2 ～ 7 肋软骨，可见它们与胸骨之间有窄小的关节腔，第 1 肋与胸骨之间则没有关节腔。第 2 ～ 7 肋软骨与胸骨之间的连结即为胸肋关节，而第 1 肋与胸骨之间的连结为第 1 肋胸肋结合。

3. 胸廓的整体观及运动　胸廓由 12 块胸椎、12 对肋和 1 块胸骨连结而成（图2-3）。在骨架及胸廓模型上观察，胸廓略呈圆锥形，上窄下宽，左右径大于前后径。第 8 ～ 10 肋软骨前端与上位肋软骨借软骨间连结形成肋弓。两侧肋弓在中线构成向下开放的胸骨下角。胸廓主要参与呼吸

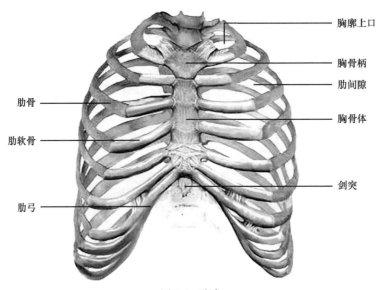

图2-3　胸廓

运动,吸气时,肋前部抬高,胸骨上升,使胸廓前后径和横径增大,胸腔容积增加,呼气时则做相反的运动。

(五)颞下颌关节

各颅骨之间多借缝、软骨或骨性结合相连结,仅有颞骨与下颌骨之间形成关节,即颞下颌关节(temporomandibular joint)。先在骨架上观察,可见颞下颌关节面由颞骨的下颌窝、关节结节和下颌头组成,取颞下颌关节标本观察,轻轻拉动下颌骨可见其关节囊很松弛。再观察打开关节囊的标本,拉下颌骨向下,可见下颌头与下颌窝之间有一片状结构,将关节腔分成上下两部分,此结构即为关节盘(图2-4)。

颞下颌关节属于联合关节,可使下颌骨做上提、下降、前进、后退及侧方运动,从而完成开、闭口和研磨的动作,请在自己的身上完成颞下颌关节的各种运动,理解下颌骨移动方向。

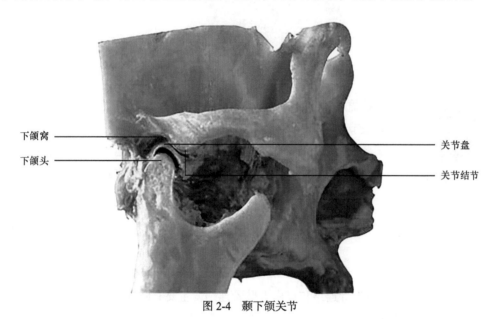

图2-4 颞下颌关节

四、填 图

1. 椎间盘

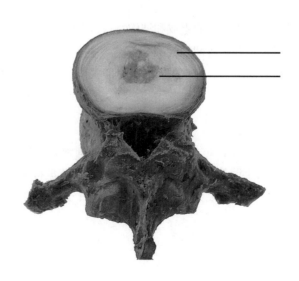

2. 椎骨间的连结

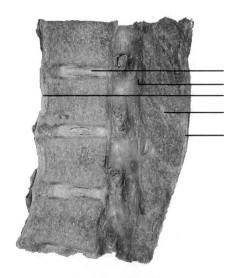

五、思 考 题

1. 请描述关节的基本结构和辅助结构。

2. 关节的运动形式分别有哪些?

3. 各椎骨通过什么结构连结形成脊柱? 脊柱的运动形式分别有哪些?

4. 请描述颞下颌关节的组成、结构特点和运动方式。

填图及思考题答案

（黄婉丹）

第二节　上肢骨的连结

一、概　　述

上肢骨的连结包括上肢带骨连结和自由上肢骨连结，主要有胸锁关节、肩锁关节、肩关节、肘关节、前臂骨连结和手关节。

通过实验观察，查明上肢关节的组成和结构特点，理解上肢关节的运动形式。

二、实 验 要 求

1. 观察肩关节、肘关节和桡腕关节的组成和结构特点，在活体上体会关节运动。

2. 观察胸锁关节、肩锁关节和喙肩韧带的形态。

3. 观察前臂骨连结、腕骨间关节、腕掌关节、掌骨间关节、掌指关节和指骨间关节的形态。

三、实 验 内 容

（一）上肢带骨连结

1. 胸锁关节（sternoclavicular joint）　取打开关节囊的胸锁关节标本观察，胸锁关节由锁骨的胸骨端与胸骨的锁切迹和第 1 肋软骨上缘构成，关节内有关节盘将关节腔分隔为外上和内下两部分（图 2-5）。此关节可做三轴运动：绕矢状轴做上下运动；绕垂直轴做前后运动；绕冠状轴做旋转和环转运动。

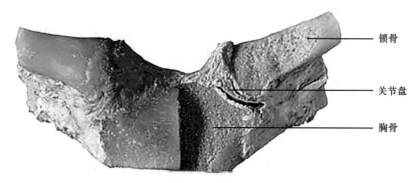

图 2-5 胸锁关节

2. 肩锁关节（acromioclavicular joint） 取带锁骨的肩关节标本观察，可见此关节由锁骨的肩峰端与肩胛骨的肩峰关节面构成，属平面关节，活动度很小。

3. 喙肩韧带（coracoacromial ligament） 取肩关节标本，可见喙突与肩峰之间有一结缔组织束，即为此韧带，可防止肩关节向上脱位。

（二）自由上肢骨连结

1. 肩关节（shoulder joint） 由肱骨头及肩胛骨关节盂构成。

（1）取未打开关节囊的肩关节标本观察，可见关节囊薄而松弛，近侧端附着于肩胛骨关节盂周缘，远侧端附着于肱骨的解剖颈。囊的前上部有连接于喙突与肱骨大结节间的喙肱韧带，囊下壁最为薄弱，因而肩关节易向下脱位（图 2-6）。

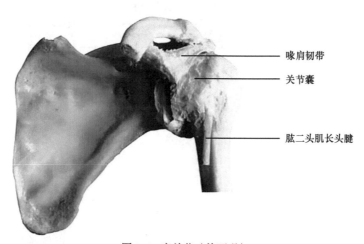

图 2-6 肩关节（前面观）

（2）取打开关节囊的肩关节标本观察，注意肱骨头与关节盂的面积比例，可见肱骨头面积大、关节盂面积小，两者之间面积差较大。关节盂的周缘一圈颜色较深的软骨结构即为盂唇。关节囊内一圆索状结构，是肱二头肌长头腱，它起自盂上结节，经结节间沟穿出。

（3）肩关节是全身最灵活的关节，可做三轴运动，请在自己的身上完成肩关节的各种运动，理解其运动形式。绕冠状轴做屈伸运动：臂向前后移动，向前运动为屈，向后运动为伸；绕矢状轴做收展运动：臂向内外侧方向运动，向内侧运动为收，向外侧运动为展；绕垂直轴做旋转运动：臂在原位旋转，前面转向内侧的运动为旋内，相反方向的运动为旋外。以肩关节为支点，上肢远端做划圈运动，是肩关节的环转运动，为屈、展、伸和收的依次连续运动。

2. 肘关节（elbow joint） 包括三个关节，即由肱骨滑车与尺骨滑车切迹构成的肱尺关节；由肱骨小头与桡骨头关节凹构成的肱桡关节；由桡骨环状关节面与尺骨桡切迹构成的桡尺近侧关节。这三个关节共同包在一个关节囊内。

（1）取未打开关节囊的肘关节标本观察，可见关节囊的前后壁薄而松弛，用力向上推尺骨，可见其向后上方移动，囊的两侧有韧带加强，内侧为尺侧副韧带、外侧为桡侧副韧带，在囊壁外侧部下份可见一半环状纤维束，为桡骨环状韧带（图 2-7）。

（2）取打开关节囊的肘关节标本观察，桡骨环状韧带包绕桡骨头，其前后分别附着于尺骨桡切迹的前后缘，使桡骨头在原位旋转而不易脱出。由于受肱尺关节的滑车限制，肘关节主要是在冠状轴上做屈、伸运动。

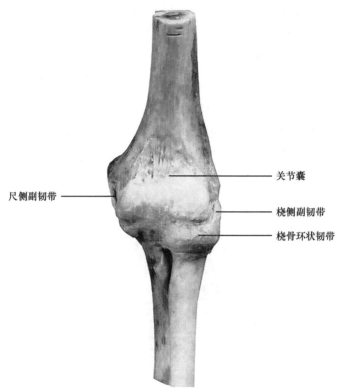

尺侧副韧带

关节囊
桡侧副韧带
桡骨环状韧带

图 2-7 肘关节（前面观）

3. 前臂骨连结（interosseous membrane of forearm） 包括桡尺近侧关节（肘关节中已述）、桡尺远侧关节及前臂骨间膜。

（1）取前臂骨间膜标本观察，可见桡尺二骨之间有一处纤维结缔组织膜，为前臂骨间膜，转动桡骨，观察骨间膜的松紧情况。

（2）取手关节标本观察，桡尺远侧关节由尺骨头环状关节面、桡骨尺切迹及尺骨头下方的关节盘构成。桡尺近侧关节和桡尺远侧关节为联合关节，运动时前臂做旋转运动。当桡骨转至尺骨前方并与之相交叉即手背向前时，为旋前；当桡骨转回尺骨外侧即手掌向前时，为旋后。

4. 手关节（joint of hand） 取手关节标本（包括冠状切）和手骨标本观察。

（1）桡腕关节（radiocarpal joint）：又称腕关节。

1）取打开关节囊的桡腕关节标本观察，可见在尺骨头下方与月骨、三角骨之间有一块呈三角形的关节盘，此关节盘附于桡骨尺切迹下缘、尺骨茎突的根部，分隔桡尺远侧关节腔与桡腕关节腔。而桡腕关节近侧关节面就是由此关节盘和桡骨腕关节面构成，远侧关节面则由手舟骨、月骨、三角骨的近侧关节面构成（图 2-8）。

2）桡腕关节为椭圆关节，可做屈、伸、收、展及环转运动。请在自己的身上完成桡腕关节的各种运动，理解其运动形式。

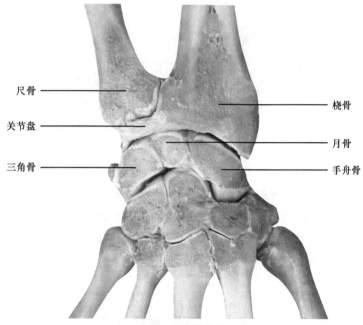

图 2-8　桡腕关节

（2）腕骨间关节：位于腕骨之间。

（3）腕掌关节：由远侧列腕骨与五个掌骨底构成。拇指腕掌关节由大多角骨与第 1 掌骨底构成，取手骨标本观察，可见两骨的关节面均呈鞍状，第 1 掌骨掌面朝向内侧，不与其他掌骨处于同一平面，再取手关节标本观察，可见关节囊松弛。拇指腕掌关节能做屈、伸（冠状面上），收、展（矢状面上），环转及对掌运动，请在自己的身上演示。

（4）掌骨间关节：位于第 2～5 掌骨底之间。

（5）掌指关节：共五个，由掌骨头与近节指骨底构成。第 2～5 指的收、展运动以中指的正中线为准，向中线靠拢为收，远离中线为展。

（6）指骨间关节：共九个，由相邻两块指骨的底和滑车构成。

四、示　　教

上肢骨的连结示教视频

五、填　　图

肩关节

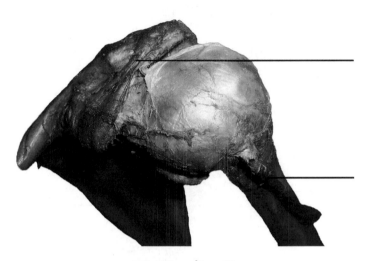

六、思　考　题

1. 试述肩关节的组成、结构特点和运动形式。

2. 试述肘关节的组成、结构特点和运动形式。

3. 肘三角（肱骨内、外上髁和尺骨鹰嘴）相互之间的位置关系如何？当

填图及思考题答案　肘关节脱位时，肘三角有什么变化？

（黄婉丹）

第三节　下肢骨的连结

一、概　　述

下肢骨的连结包括下肢带骨连结和自由下肢骨连结，主要有骨盆、髋关节、膝关节、胫腓骨连结和足关节。

通过实验观察，查明下肢关节的组成和结构特点，理解下肢关节的运动形式。

二、实验要求

1. 观察骨盆的组成、分部、正常姿势和性别差异。

2. 观察髋关节、膝关节和踝关节的组成和结构特点，在活体上进行关节运动的体会。

3. 观察胫腓骨连结、跗骨间关节、跗跖关节、跖骨间关节、跖趾关节和趾骨间关节的形态。

4. 观察足弓的组成。

三、实验内容

（一）下肢带骨连结

1. 骶髂关节（sacroiliac joint）　取骨盆标本观察，骶髂关节由骶骨和髂骨的耳状面构成。关节囊紧张，周围有坚强的韧带固定，活动性很小。

2. 耻骨联合（pubic symphysis）　取骨盆标本观察，两侧的耻骨联合面借纤维软骨性的耻骨间

盘相连结。

3. **髂腰韧带**（iliolumbar ligament） 取骨盆标本观察，髂腰韧带从第 5 腰椎横突连至髂嵴后上部（图 2-9）。

4. **骶结节韧带**（sacrotuberous ligament）**和骶棘韧带**（sacrospinous ligament） 在骨盆标本上找到坐骨结节和坐骨棘，可见从坐骨结节连至骶骨和尾骨侧缘为强大的骶结节韧带；从坐骨棘向内侧，经骶结节韧带的前面连于骶骨侧缘为骶棘韧带（图 2-9）。

骶棘韧带与坐骨大切迹围成的孔，为坐骨大孔；骶棘韧带、骶结节韧带与坐骨小切迹围成的孔，为坐骨小孔（图 2-9）。

5. **骨盆**（pelvis） 由左右髋骨、骶骨和尾骨借骨连结构成一完整的骨环。骨盆借界线分为大骨盆和小骨盆两部分。由骶岬向两侧经骶骨侧部上缘、弓状线、耻骨梳、耻骨结节至耻骨联合上缘构成的环形线即为界线。小骨盆围成的腔为骨盆腔。人体直立时，骨盆向前倾斜，双侧髂前上棘和双侧耻骨结节位于同一冠状面上，尾骨尖和耻骨联合上缘位于同一水平面上。男女性骨盆有较大差异，请对照教材进行比较。

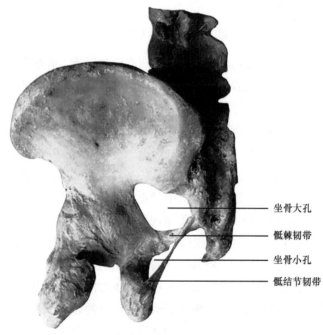

坐骨大孔
骶棘韧带
坐骨小孔
骶结节韧带

图 2-9 骨盆（后面观）

（二）自由下肢骨连结

1. **髋关节**（hip joint） 由髋臼和股骨头构成。

（1）取未打开关节囊的髋关节标本观察，可见关节囊近侧端附于髋臼周围，远侧端的前份附于转子间线，后份附于股骨颈后方距转子间嵴约 1.5cm 处（股骨颈的内侧 2/3 位于关节囊内，外侧 1/3 位于关节囊外，故股骨颈骨折也有囊外和囊内骨折之分）。关节囊前方有髂股韧带，附于髂前下棘，呈"人"字形分成两束，止于转子间线。

（2）取打开关节囊的髋关节标本观察，髋臼为一较深的窝，而股骨头几乎全部纳入髋臼内，注意股骨头与髋臼的面积比例，可见两者之间面积差较小。髋臼边缘有一圈颜色较深的纤维软骨环即髋臼唇。髋臼切迹有髋臼横韧带封闭，从髋臼横韧带连到股骨头凹的索状结构为股骨头韧带（图 2-10）。

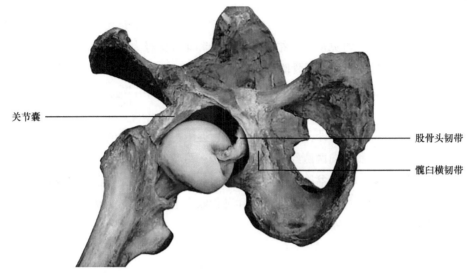

图 2-10 髋关节（前面观）

（3）髋关节可做三轴运动，即屈和伸、收和展、旋转和环转，请在自己身上完成髋关节的各种运动，理解其运动形式。由于股骨头深藏于髋臼内，关节囊紧张而坚韧，韧带强大，故其灵活性比肩关节小，但稳固性比肩关节高。

2. 膝关节（knee joint） 由股骨下端、胫骨上端和髌骨构成（注意：腓骨没有参与膝关节的构成）。

（1）取未打开关节囊的膝关节标本观察，可见关节囊薄而松弛，在关节前上方有粗大的肌腱连到髌骨上缘即股四头肌肌腱，从髌骨下端向下行止于胫骨粗隆的一条坚强韧带为髌韧带。在关节囊的内侧面有一条宽扁束状的韧带，称胫侧副韧带，它与关节囊和半月板融合在一起。在关节囊的外侧面可见一条索状的韧带，称腓侧副韧带，它与关节囊之间隔有间隙。

（2）取打开关节囊的膝关节标本，将其扳成屈位，从前面观察，在股骨内外侧髁之间可看到两条互相交叉的韧带，即为膝交叉韧带。前交叉韧带的下端附于胫骨髁间隆起的前部，上端附于股骨外侧髁的内侧面；后交叉韧带的下端附于胫骨髁间隆起的后部，上端附于股骨内侧髁的外侧面。再观察股骨内侧髁和胫骨内侧髁之间有一块纤维软骨，为内侧半月板；两骨外侧髁之间也有一块纤维软骨，为外侧半月板（图 2-11）。

（3）取去除股骨的膝关节标本观察，内、外侧半月板的外缘厚，与关节囊愈着，内缘薄，两端借结缔组织附于胫骨的髁间隆起。内侧半月板比外侧半月板略大，呈 C 形，外侧半月板近似 O 形（图 2-12）。

（4）取膝关节的矢状切标本观察，可见股骨前方有髌上囊，关节腔内有翼状襞。

（5）膝关节主要做屈、伸运动，在半屈膝时，还可做轻度的旋转运动，请在自己身上完成膝关节的各种运动，理解其运动形式。

取膝关节并置于半屈位，先使之做伸的运动，可见前交叉韧带紧张，半月板前移；再使之做屈的运动，可见后交叉韧带紧张，半月板后移。故而在膝关节运动时，膝交叉韧带和半月板也会随之出现状态和位置的改变。

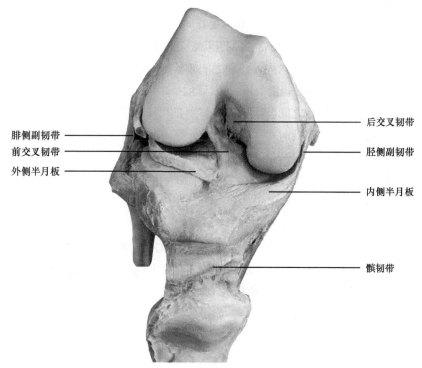

图 2-11 膝关节（前面观）

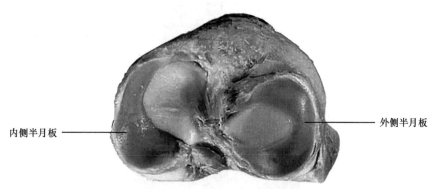

图 2-12 膝关节（上面观）

3. 胫腓骨连结 包括胫腓关节、小腿骨间膜和胫腓前、后韧带。胫腓二骨之间连结紧密，活动度小。

（1）胫腓关节：取膝关节标本观察，可见关节由胫骨上端的腓关节面和腓骨头关节面构成。

（2）小腿骨间膜：取小腿骨间膜标本观察，可见连于胫腓两骨干之间的纤维结缔组织膜。

（3）胫腓连结：取足关节标本观察，可见在胫、腓骨下端由胫腓前、后韧带连结而成。

4. 足关节（joint of foot） 取足关节、足骨标本观察。

（1）距小腿关节（talocrural joint）：又称踝关节，由胫骨和腓骨下端和距骨滑车构成。

1）取未打开关节囊的踝关节标本观察，可见关节囊前、后壁松弛，两则有韧带加强，内侧为内侧（三角）韧带，自内踝开始，呈扇形向下展开，附于足舟骨、距骨和跟骨。外侧有三条独立韧带：

前方为距腓前韧带，中部为跟腓韧带，后方为距腓后韧带。它们都自外踝开始，分别向前、向下、向后外附着于距骨和跟骨。

2）踝关节主要做屈、伸运动：足尖上翘，足背向小腿前面靠拢的运动为伸，又称背屈；相反方向的运动（足尖下压）为屈，又名跖屈。取打开关节囊的踝关节标本观察，可见距骨滑车前宽后窄，所以背屈时，距骨滑车前部嵌入内、外踝之间较紧，不能左右摆动，但跖屈时，距骨滑车后部进入内、外踝之间则较松，能做轻度的展、收运动。

（2）跗骨间关节：位于跗骨之间。跗骨间关节主要是其余足骨对距骨做内翻和外翻运动，足底翻向内侧的运动为内翻，足底翻向外侧的运动为外翻。足的内翻、外翻通常与踝关节协同运动：足内翻伴以踝关节的跖屈，足外翻伴有踝关节的背屈。

（3）跗跖关节：由 3 个楔骨和骰骨的前端与 5 个跖骨的底构成。

（4）跖骨间关节：位于各跖骨底之间。

（5）跖趾关节和趾骨间关节：与手部相应关节相似。趾的收、展以第 2 趾中线为准。

（6）足弓：跗骨和跖骨借骨连结而形成的凸向上方的弓。在足骨标本上观察，从内侧面看，跟骨、距骨、足舟骨、3 块楔骨、内侧 3 块跖骨形成前后方向的拱形，为内侧纵弓；从外侧面看，跟骨、骰骨、外侧 2 块跖骨也形成一个前后方向的拱形，为外侧纵弓；从足底面看，3 块楔骨、骰骨、5 块跖骨形成一个内外侧方向的拱形，为横弓。

四、填　图

1. 膝关节

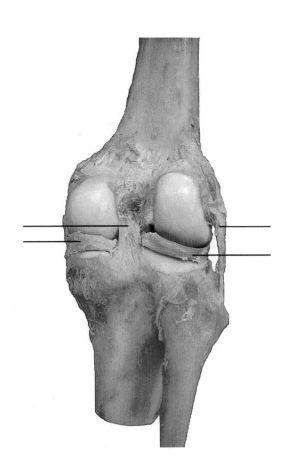

2. 骨盆

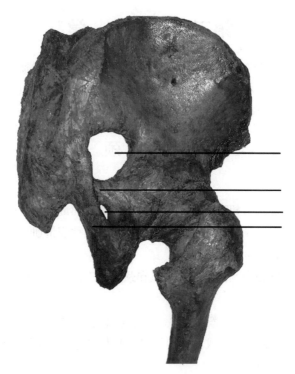

五、思 考 题

1. 试述髋关节的组成、结构特点和运动形式。
2. 试述膝关节的组成、结构特点和运动形式。
3. 请比较肩关节与髋关节结构和运动的异同点。
4. 请以膝关节为例，列举关节辅助结构的类型及其作用。

填图及思考题答案

（黄婉丹）

第三章　肌　　学

肌（muscle），根据结构与功能的不同分为：平滑肌、心肌和骨骼肌三种，本章仅就骨骼肌部分加以叙述。骨骼肌在人体分布极为广泛，有600多块，约占体重的40%。每块骨骼肌都由肌腹和肌腱两部分构成；肌的辅助结构有筋膜、滑膜囊和腱鞘。

第一节　头　颈　肌

一、概　　述

头肌，分为面肌（表情肌）和咀嚼肌两种。主要分布于面部的口、眼、鼻等孔裂周围，运动时牵动面部皮肤显示喜、怒、哀、乐等各种表情，故面肌又称表情肌。咀嚼肌位于深层，配布于颞下颌关节周围，参与咀嚼运动。

颈肌，可依其所在位置分为颈浅肌、颈前肌和颈深肌三群；颈肌对头面部的运动、吞咽和发声均有重要影响。

通过实验观察，理解骨骼肌的形态和结构、起止点，体会骨骼肌的作用，了解肌肉的命名原则，掌握肌的辅助装置。观察头颈肌各组成部分的位置、形态结构，理解各肌的作用。

二、实验要求

1. 观察骨骼肌的形态结构和起止点。
2. 通过观察肢体的运动，体会骨骼肌的作用。
3. 通过标本观察，学习肌肉的命名原则。
4. 观察模型，掌握肌的辅助装置。
5. 观察表情肌的组成和分布特点。
6. 观察咀嚼肌的位置和起止，理解其作用与颞下颌关节运动的关系。
7. 观察颈肌的组成和位置，查明胸锁乳突肌、前斜角肌等的起止，体会其作用。

三、实验内容

（一）肌的构造和形态

1. **肌的构造**　在整体肌肉标本上观察，骨骼肌由肌腹和肌腱两部分构成。

2. **肌的形态**　骨骼肌的形态多样，按其外形大致可分为长肌、短肌、扁肌和轮匝肌四种。

（1）长肌：肌腹呈梭形，两端的腱较细小，呈索条状；在四肢可清晰观察长肌（如肱桡肌、胫骨前肌），收缩时肌显著缩短而引起大幅度的运动。

（2）短肌：短肌分布于躯干的深层，具有明显的节段性，收缩时运动幅度较小。

（3）扁肌：肌腹和肌腱均呈薄片状；在腹部可观察到围绕体壁的扁肌（如腹外斜肌、腹内斜肌、腹横肌），扁而薄，多分布于胸、腹壁，收缩时除可运动躯干外，还对内脏起保护和支持作用。

（4）轮匝肌：在眼裂和口裂周围可观察到轮匝肌（如眼轮匝肌和口轮匝肌）。轮匝肌多呈环形，位于孔、裂的周围，收缩时使孔裂关闭。

（二）肌的起止、配布和作用

1. 对照活体，触摸和观察肌肉的收缩（即肌的长度缩短），显示收缩的结果是使其两端所附着的骨骼相互靠近，由此产生运动。一块肌肉必须有两个端，并且分别附着在两个或者两个以上不同的骨骼上，也就是一块肌肉至少要跨越一个关节，否则毫无意义。决定骨骼肌作用的因素是：两个附着点相互之间的位置关系（即上下、前后、内外）；肌肉与其所跨越关节的位置关系（即上下、前后、内外）；一般把近躯干侧的附着点称作肌肉的起点，远离躯干侧的附着点称作肌肉的止点。从活动范围来说，起点动度较小，故起点也称定点；止点动度较大，故止点也称动点。但从运动的角度来看，在某些情况下，动点与定点可以相互置换。以胸大肌为例，理解肌的起止点互换。

2. 肌收缩牵引骨而产生关节的运动，使身体完成各种动作，如伸手取物、行走和跑跳等。根据肌肉的纤维走行方向，起、止点的位置，可以判定某块肌肉的作用，对照活体体会肌的作用。

（三）肌的辅助结构

1. 在上肢或下肢的断面标本上观察筋膜。位于真皮之下的为浅筋膜，又称皮下筋膜或皮下组织；位于浅筋膜深面的为深筋膜，又称固有筋膜（图 3-1）。

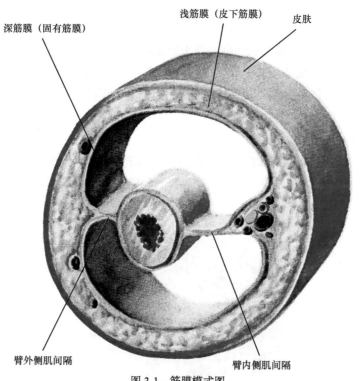

图 3-1 筋膜模式图

深筋膜（固有筋膜）　　浅筋膜（皮下筋膜）　　皮肤

臂外侧肌间隔　　臂内侧肌间隔

2. 在模型上观察滑膜囊，为一密闭的结缔组织扁囊，内有少量滑液。功能为减小肌腱与骨面之间的摩擦。

3. 在模型上观察腱鞘，为套在肌腱周围的鞘管，分为两层：外层为纤维层（腱纤维鞘），内层为双层筒状滑膜层（腱滑膜鞘）。理解腱鞘各层之间的关系及其作用（图 3-2）。

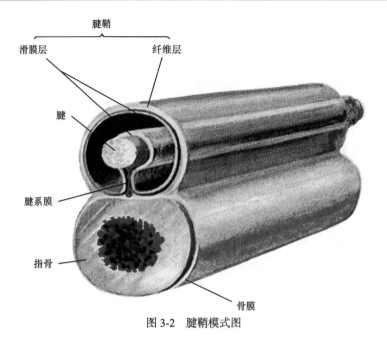

图 3-2　腱鞘模式图

腱鞘
滑膜层　纤维层
腱
腱系膜
指骨
骨膜

（四）头颈肌

1. 头肌

（1）面肌（表情肌）：在整体肌肉标本及头颈部局部肌肉标本上观察面肌。各面肌扁薄，位置表浅，起于颅骨，止于面部皮肤，分布在孔裂周围，分为环形肌和辐射状肌。

（2）咀嚼肌：在整体肌肉标本或头颈部局部肌肉标本上观察咀嚼肌，理解各咀嚼肌对颞下颌关节运动的作用。

1）颞肌（temporalis）：位于颞窝。起自颞窝，止于下颌骨冠突（图 3-3）。此肌收缩时，前部肌纤维上提下颌骨，后下部肌纤维向后拉下颌骨，使颞下颌关节做上提及后退运动。在活体观察颞肌时，使受试者进行咀嚼运动，可于颞窝处触摸到此肌，并能观察到该肌的活动。

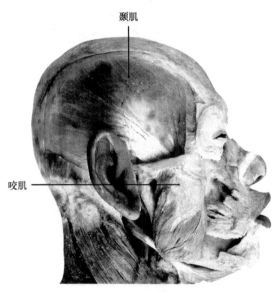

颞肌

咬肌

图 3-3　咀嚼肌

2）咬肌（masseter）：位于下颌支外侧（图3-3、图3-4），起自颧弓的下缘和内面，止于下颌支的咬肌粗隆。其作用为上提下颌骨，同时向前牵引下颌骨，闭合牙列便于咀嚼。在活体观察咬肌时，使受试者用力咬紧牙关，在下颌支处可触摸到收缩的咬肌；咀嚼时于表面也可以观察到此肌的活动。

3）翼内肌（medial pterygoid）：位于颞下窝的最内侧，上端位于翼外肌的深面（图3-4）。起自翼突外侧板的内侧面及翼窝，止于下颌角内侧面的翼肌粗隆。此肌收缩时，上提下颌骨，并使其向前移动。

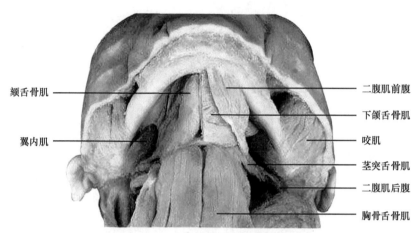

颏舌骨肌 —— 二腹肌前腹
—— 下颌舌骨肌
翼内肌 —— 咬肌
—— 茎突舌骨肌
—— 二腹肌后腹
—— 胸骨舌骨肌

图 3-4 颈前肌（部分）

4）翼外肌（lateral pterygoid）：位于颞下窝内。起自蝶骨大翼的下面和翼突外侧板的外面，止于下颌颈。此肌单侧收缩时，使下颌骨向对侧移动；双侧收缩时，使下颌骨向前移动。

2. 颈肌

（1）颈浅肌：在整体肌肉标本及头颈部局部肌肉标本上观察。

1）颈阔肌（platysma）：位于颈前外侧部，是颈部皮下组织中的一层扁阔肌，呈长方形，为皮肌。起于胸大肌和三角肌上部表面的筋膜，止于口角。

2）胸锁乳突肌（sternocleidomastoid）：位于颈部两侧、颈阔肌的深面，为带状宽扁肌，始于两个头：胸骨头连于胸骨柄前面，锁骨头起于锁骨的胸骨端（图3-5）。两头在斜行走向颅骨时融合，向上止于乳突。在活体上体会此肌的作用（两侧同时收缩时，头向后仰；单侧收缩时，使头歪向同侧，面向对侧旋转）。活体观察胸锁乳突肌时，使受试者头后仰或头转向一侧仰视，在体表可见并触摸到此肌肉。

（2）颈前肌：在整体肌肉标本及头颈部局部肌肉标本上观察。

1）舌骨上肌群：位于舌骨与下颌骨之间，是一群小肌，共4对（除二腹肌之外，都以起止命名），包括下颌舌骨肌、颏舌骨肌、茎突舌骨肌和二腹肌（图3-4）。

2）舌骨下肌群：位于颈前部，共4对，连于舌骨、胸骨、锁骨和肩胛骨，居喉、气管和甲状腺的前方，分浅、深两层排列，均依据起止点命名。浅层包括胸骨舌骨肌和肩胛舌骨肌，深层包括胸骨甲状肌和甲状舌骨肌。

（3）颈深肌：在整体肌肉标本及头颈部局部肌肉标本上观察前、中和后斜角肌。

1）前斜角肌（scalenus anterior）：位于胸锁乳突肌的深面。起自颈椎横突，止于第1肋。

2）中斜角肌（scalenus medius）：位于前斜角肌的后方。起自颈椎横突，止于第1肋。

3）后斜角肌（scalenus posterior）：位于中斜角肌的后方。起自颈椎横突，止于第2肋。

在前、中斜角肌和第1肋之间的三角形裂隙，为斜角肌间隙，有臂丛神经和锁骨下动脉通过。

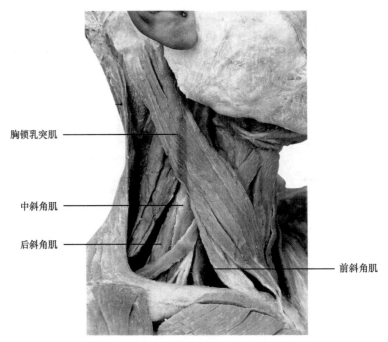

图 3-5　颈肌（侧面观）

四、思　考　题

思考题答案

1. 骨骼肌的形态大致分为几种？试举例说明。

2. 咀嚼肌有哪些？各有何作用？

3. 简述胸锁乳突肌的位置、起止和作用。

（王智明）

第二节　躯　干　肌

一、概　　述

躯干肌可分为背肌、胸肌、膈、腹肌和盆底肌。背肌分为浅、深两群；胸肌有胸上肢肌和胸固有肌；膈是分隔胸、腹腔的扁肌，其上有三个裂孔；腹肌是构成腹壁的主要成分，分为前外侧群和后群，具有保护和支持腹腔内器官的作用，与膈同时收缩还可增加腹内压，协助排便、呕吐和分娩等；盆底肌亦称会阴肌，封闭小骨盆下口。

躯干肌的基本功能是保护和支持胸腔、腹腔和盆腔内器官，其中胸固有肌和膈还是重要的呼吸肌；躯干肌也是脊柱等躯体运动的主要肌肉，并维持姿势，有些连结上肢和躯干，控制肢体运动。

通过实验观察，学习躯干肌各组成部分的位置、形态结构，理解躯干肌与躯干运动、呼吸运动的结构与功能的关系。

二、实验要求

1. 观察背肌的组成和位置，查明斜方肌、背阔肌和竖脊肌的起止，体会其作用。
2. 观察胸肌的组成和位置，查明胸大肌、前锯肌和肋间肌的起止，体会其作用。
3. 观察膈肌的位置、结构特点和起止，体会其作用。
4. 观察腹肌的组成、位置和各肌的起止。

三、实验内容

（一）背肌

背肌为位于躯干后面的肌群，可分为浅、深两群。在整体肌肉标本或完整躯干肌浅、深层标本上观察。

1. 浅层肌　有斜方肌和背阔肌等。

（1）斜方肌（trapezius）：为覆盖于项部和背上部的三角形扁肌，两侧斜方肌相合成斜方形。起于上项线、枕外隆凸、项韧带、第7颈椎及全部胸椎的棘突，止于锁骨的外侧 1/3 及肩胛骨的肩峰和肩胛冈（图 3-6）。斜方肌上部肌纤维，上提肩胛骨；下部肌纤维，降低肩胛骨；全肌收缩牵引肩胛骨向脊柱靠拢（在自己身体上体会其作用）。在活体上，可用对抗阻力耸肩检测斜方肌的功能，如果肌肉正常，体表可见并可触摸到此肌。

（2）背阔肌（latissimus dorsi）：位于背下部和胸侧部。以腱膜起于下 6 个胸椎和全部腰椎棘突、骶正中嵴及髂嵴后部等处（图 3-6），肌束集中向外上方，以扁腱止于肱骨结节间沟底。此肌使肱骨后伸、旋内及内收（如背手或抓挠对侧肩胛骨处的皮肤）。与胸大肌联合，背阔肌是肱骨强有力的内收肌，也用于使高举过肩的上肢复位，还可拉躯体向臂（如做引体向上或爬树动作）。在活体检测背阔肌时，臂外展 90°，然后内收抵抗检查者提供的外力，如果功能正常，此肌下缘在腋后襞可见到并易于触及。

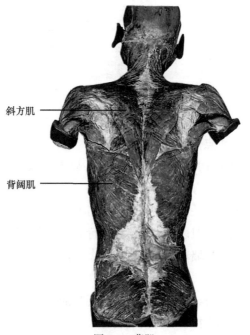

斜方肌

背阔肌

图 3-6　背肌

2. 深层肌　深层肌有竖脊肌等。

竖脊肌（erector spinae），又称骶棘肌，纵列于躯干的背面、脊柱两侧的沟内，居背深部。从外向内由髂肋肌、最长肌及棘肌三列肌束组成。起自骶骨背面及髂嵴的后部，向上分出三群肌束，沿途止于椎骨和肋骨，并到达颞骨乳突。竖脊肌使脊柱后伸和仰头。

（二）胸肌

胸肌可分为胸上肢肌和胸固有肌。在整体肌肉标本或完整躯干肌浅、深层标本上观察。

1. 胸上肢肌

（1）胸大肌（pectoralis major）：位置表浅，覆盖胸廓前壁的大部，呈扇形（图 3-7）。有锁骨和胸肋两个头，起自锁骨的内侧半、胸骨和第 1～6 肋软骨等处，各部肌束聚合向外以扁腱止于肱骨大结节嵴。胸大肌可使上臂前屈、内收和旋内；如上肢上举并固定，可牵引躯干向上，并上提肋，协助吸气。

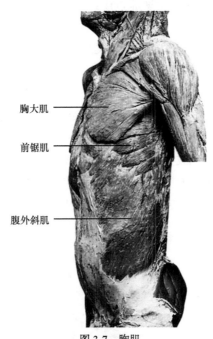

胸大肌

前锯肌

腹外斜肌

图 3-7　胸肌

（2）胸小肌（pectoralis minor）：位于胸前壁，被胸大肌所覆盖。起点由附着于第 3～5 近肋软骨的肋骨前端的肌齿形成，止点位于肩胛骨的喙突。

（3）前锯肌（serratus anterior）：覆盖于胸廓的外侧部。以肌齿起自上 8 或 9 个肋骨外面（图 3-7），经肩胛骨的前方，止于肩胛骨内侧缘和下角，是肩胛骨强有力的牵引肌，其强大的下部肌束使肩胛骨旋转，提升肩胛骨关节盂使臂上举。当做俯卧撑或上肢用力前推时（如推车），前锯肌保持肩胛骨紧贴胸壁，使其他肌以此为固定点进行运动。如肩胛骨固定，则可提肋，助吸气。在活体观察前锯肌时，可做用力推墙动作，此肌的几个指状突起可见并可触摸到。

2. 胸固有肌

（1）肋间外肌（intercostales externi）：位于各肋间隙的浅层。起于上肋，向前下至下肋，连接上肋下缘和下肋上缘。其作用为提肋，为吸气肌。

（2）肋间内肌（intercostales interni）：位于肋间外肌的深面，且与其肌纤维方向相交。其作用为降肋，是呼气肌。

（三）膈

膈呈穹隆状，由腱性部和肌性部组成，分隔胸、腹腔。在整体（暴露胸腔或腹腔）标本上观察。

膈封闭胸廓下口，介于胸腔与腹腔之间，为圆顶形扁肌。穹隆的凸面朝向胸腔，凹面朝向腹腔。膈肌的肌性部分位于周围，可分成三部分。①胸骨部：由两个小束构成，起自剑突后方；②肋部：起自下6位肋骨和肋软骨的内面，并形成左右隆凸；③腰部：以左、右两个膈脚起自上3个腰椎体前面。各部肌纤维向中央顶部移行为中心腱。膈上有3个裂孔（图3-8）：①主动脉裂孔，位于第12胸椎前方，左、右膈脚和脊柱之间，有主动脉及胸导管通过；②食管裂孔，在主动脉裂孔的左前上方，约在第10胸椎水平，有食管和迷走神经通过；③腔静脉孔，位于食管裂孔右前上方的中心腱内，约在第8胸椎水平，有下腔静脉通过。膈为主要的呼吸肌，收缩时，凸面下降，胸腔容积扩大，引起吸气；舒张时，膈的凸面上升恢复原位，胸腔容积减小，引起呼气（深吸气和呼气时体会膈的作用）。膈与腹肌同时收缩，则能增加腹压，可协助排便、呕吐及分娩等活动。

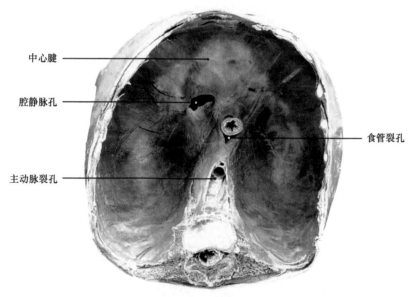

图 3-8 膈

（四）腹肌

腹肌可分为前外侧群和后群。在整体肌肉标本或完整躯干肌浅、深层标本上观察。

1. 前外侧群 形成腹腔的前外侧壁，有4块肌肉：1块长肌（腹直肌），3块扁肌（腹外斜肌、腹内斜肌和腹横肌）组成。

（1）腹直肌（rectus abdominis）：位于腹前壁正中线的两旁，为一较长且宽的带状肌。起自耻骨联合和耻骨嵴，止于剑突及第5～7肋软骨。该肌大部分包被于腹直肌鞘内，被3个或更多个横行的腱划分成多个肌腹，腹直肌收缩时，腱划之间的肌肉可向外隆凸，在肌肉发达的个体尤为明显。

（2）腹外斜肌（obliquus externus abdominis）：为3块扁肌中最宽大且最表浅的一块，大部分肌纤维斜向内下方。起自下8肋骨外面，肌束由后外上方斜向前内下方止于白线、耻骨结节和髂嵴前部。此肌下缘的腱膜增厚并向后卷曲反折，张于髂前上棘和耻骨结节之间，形成腹股沟韧带。

（3）腹内斜肌（obliquus internus abdominis）：位于3块扁肌的中层。起自胸腰筋膜、髂嵴前2/3和腹股沟韧带外侧1/2，止于第10～12肋的下缘、白线，通过联合腱止于耻骨梳。在髂前上棘平面肌纤维呈水平走向；而在此平面以上，其肌纤维斜向内上方；此平面以下的纤维斜向内下方，在腹直肌外侧缘移行为腹内斜肌腱膜。

（4）腹横肌（transversus abdominis）：位于3块扁肌中最深层。起自第7～12肋软骨内面、胸腰筋膜、髂嵴和腹股沟韧带外1/3，肌纤维除下部平行于腹内斜肌外，其他部分自后向前横行，在腹直肌外侧缘移行为腹横肌腱膜，与腹内斜肌腱膜共同止于白线、耻骨嵴、通过联合腱止于耻骨梳。

2. 后群 有腰大肌和腰方肌，腰大肌将在下肢中叙述。

腰方肌（quadratus lumborum）位于腹后壁腰椎两侧，呈长方形；起自髂嵴的后部，向上止于第12肋和第1～4腰椎横突。

四、填 图

1. 胸、腹前壁肌

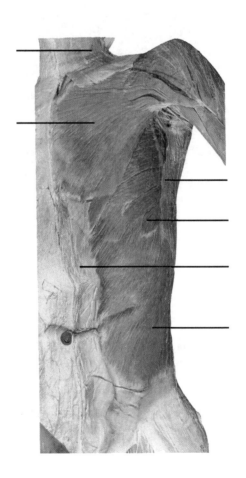

2.背肌

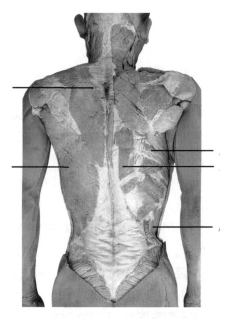

五、思 考 题

1.简述胸大肌、斜方肌和背阔肌的起止点和作用。

2.参与呼吸运动的主要肌有哪些？它们如何运动？

3.膈上3个裂孔的位置在哪里？各有何重要结构通过？

4.试述腹前外侧群肌的位置。

填图及思考题答案

（王智明）

第三节 上 肢 肌

一、概 述

上肢肌包括上肢带肌、臂肌、前臂肌和手肌。上肢带肌位于肩部，也称肩肌，配布于肩关节周围，起自上肢带骨（肩胛骨和锁骨），止于肱骨，作用于肩关节，并增强肩关节的稳固性。臂肌覆盖肱骨，均为长肌，分前、后两群，前群为屈肌，后群为伸肌。前臂肌位于桡、尺骨的周围，分为前（屈肌）、后（伸肌）两群，主要作用于肘关节、腕关节和手关节。人类手指的运动最为灵巧多样，除一般屈伸、内收和外展运动外，还有重要的对掌运动。手肌分为外侧、中间和内侧三群。

上肢肌的基本功能是运动上肢各关节，完成各种复杂而精细的运动。

通过实验，观察上肢诸肌的位置、形态结构，理解上肢肌配布特点与功能的关系。

二、实验要求

1.观察上肢带肌的组成和位置，查明三角肌的起止和理解其位置和对肩关节的作用。

2.观察臂肌的组成和位置，查明肱二头肌、喙肱肌、肱肌和肱三头肌的起止，体会其作用。

3.观察前臂肌的组成、位置和各肌的起止，体会其作用。

4. 观察手肌的组成和位置，体会其作用。

三、实验内容

（一）上肢带肌

上肢带肌也称肩肌，配布在肩关节周围，运动肩关节，并增强关节的稳固性。在整体肌肉标本和上肢局部肌肉标本上观察。

1. 三角肌（deltoid） 覆盖于肩部并形成其膨隆的外形（图 3-9）。起自锁骨的外侧段、肩峰和肩胛冈，止于肱骨三角肌粗隆。作用是使上臂外展。前部肌纤维收缩可使上臂前屈并旋内；后部肌纤维收缩可使上臂后伸并旋外。

2. 冈上肌（supraspinatus） 位于斜方肌的深面，起自冈上窝，跨过肩关节之上，止于肱骨大结节上部。其作用是使上臂外展。

3. 冈下肌（infraspinatus） 位于冈下窝的内侧 3/4（图 3-9），部分被三角肌和斜方肌覆盖，起自冈下窝的骨面，跨过肩关节后方，止于肱骨大结节中部。作用是使上臂旋外。

4. 小圆肌（teres minor） 位于冈下肌的下方（图 3-9），起自肩胛骨外侧缘后面，跨过肩关节后方，止于肱骨大结节的下部。作用是使上臂旋外。

5. 大圆肌（teres major） 位于小圆肌下方（图 3-9、图 3-10），起自肩胛骨外侧缘和下角，绕到肱骨之前，止于肱骨小结节嵴。作用是使上臂后伸、内收和旋内。

6. 肩胛下肌（subscapularis） 位于肩胛下窝内（图 3-10），起自肩胛下窝，经肩关节前方，止于肱骨小结节。作用是使上臂内收和旋内。

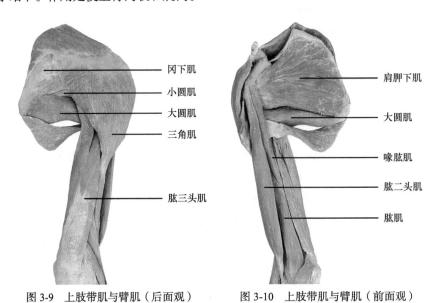

图 3-9 上肢带肌与臂肌（后面观）　　图 3-10 上肢带肌与臂肌（前面观）

（二）臂肌

臂肌分前、后两群，由内、外侧肌间隔相隔。前群位于肱骨前面，属屈肌；后群位于肱骨后面，属伸肌。运动肩关节和肘关节，可体会各臂肌的作用。在整体肌肉标本或上肢局部肌肉标本上观察。

1. 前群

（1）肱二头肌（biceps brachii）：位于臂前部（图 3-10）。有两个头：长头以长腱起自肩胛骨盂上结节，通过肩关节囊，经肱骨结节间沟下降；短头在内侧，起自肩胛骨喙突，两头汇合成一肌腹，向下延续为肌腱，经肘关节前方，止于桡骨粗隆。另从腱上分出腱膜，向内下越过肘窝，移行于前臂筋膜。作用为屈肘关节，当前臂处于旋前位时，能使其旋后，此外长头还协助屈肩关节。在活体观察肱二头肌时，前臂抵抗外力屈肘关节，此肌在臂前部形成一个易于触摸的明显膨隆。

（2）喙肱肌（coracobrachialis）：为位于臂上内侧部细长的肌肉（图3-10），起自肩胛骨喙突，止于肱骨中部的内侧骨面。作用是协助上臂前屈和内收。

（3）肱肌（brachialis）：位于肱二头肌下半部深面（图3-10），起自肱骨下半的前面，止于尺骨粗隆。作用为屈肘关节。

2.后群 肱三头肌（triceps brachii）位于臂后部（图3-9）。有三个头：长头起自肩胛骨盂下结节；外侧头起自肱骨后面桡神经沟外上方的骨面；内侧头起自桡神经沟以下的骨面，三个头合为一个肌腹，以扁腱止于尺骨鹰嘴。作用为伸肘关节，长头可使上臂后伸和内收。在活体观察肱三头肌时：屈肘关节，同时外展臂90°，然后抵抗外力伸前臂，肱三头肌可见且能被触及。

（三）前臂肌

前臂肌位于尺、桡骨周围，分前、后两群。自肱骨内上髁和外上髁向下延伸，肌腱经过前臂的远侧端进入腕和手，主要作用于肘关节、腕关节和手关节。在整体肌肉标本和上肢局部肌肉标本上观察。

1.前群 位于前臂的前面，主要为屈腕、屈指和使前臂旋前的肌，称为屈肌群。前群可分为4层：第1层自桡侧向尺侧依次为肱桡肌、旋前圆肌、桡侧腕屈肌、掌长肌和尺侧腕屈肌；第2层为指浅屈肌；第3层在桡侧有拇长屈肌，尺侧有指深屈肌；第4层在桡、尺骨远端的前面为旋前方肌。

（1）肱桡肌（brachioradialis）：位于前臂前外侧面的浅层（图3-11），起自肱骨外上髁上方，止于桡骨茎突。作用为屈肘关节。

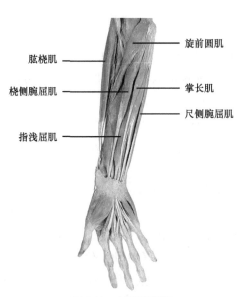

图3-11 前臂前群肌

（2）旋前圆肌（pronator teres）：位于前臂前面上部浅层（图 3-11），起自肱骨内上髁和前臂深筋膜，止于桡骨中部的外侧面。作用为屈肘关节，使前臂旋前。

（3）桡侧腕屈肌（flexor carpi radialis）：位于前臂前面中部浅层，旋前圆肌和肱桡肌的内侧（图 3-11）。起自肱骨内上髁和前臂深筋膜，以长腱止于第 2 掌骨底。作用为屈肘、屈腕和腕外展。

（4）掌长肌（palmaris）：位于前臂前面正中线浅层，有一短的肌腹和一长的肌腱（图 3-11）。起自肱骨内上髁和前臂深筋膜，向下移行为细长的肌腱和掌腱膜相连。作用为屈腕和紧张掌腱膜。

（5）尺侧腕屈肌（flexor carpi ulnaris）：位于前臂内侧缘浅层（图 3-11），起自肱骨内上髁和前臂深筋膜，止于豌豆骨。作用为屈腕和使腕内收。

（6）指浅屈肌（flexor digitorum superficialis）：位于第 1 层肌的深面（图 3-11），起自肱骨内上髁、尺骨和桡骨前面，近腕处发出 4 条肌腱，穿过腕管和手掌，止于第 2～5 指的中节指骨体的两侧。作用为屈肘、屈腕、屈掌指关节和屈近侧指骨间关节。

（7）拇长屈肌（flexor pollicis longus）：起自桡骨前面和前臂骨间膜，向远侧移行为长腱，通过腕管至手，止于拇指远节指骨底。作用为屈腕、屈拇指掌指关节和指骨间关节。

（8）指深屈肌（flexor digitorum profundus）：位于拇长屈肌内侧，指浅屈肌的深面和尺侧腕屈肌的外侧。起自尺骨的前面和前臂骨间膜，肌纤维向远侧移行为 4 条肌腱，止于第 2～5 指的远节指骨底。作用为屈腕、屈掌指关节、屈第 2～5 指的近侧和远侧指骨间关节。

（9）旋前方肌（pronator quadratus）：位于桡、尺骨远侧端的前面，紧贴桡、尺骨。起自尺骨，止于桡骨。其作用是使前臂旋前。

2. 后群　位于前臂的后面，包括伸肘、伸腕、伸指和使前臂旋后的肌，为伸肌群，分浅、深两层。浅层由桡侧向尺侧依次为桡侧腕长伸肌、桡侧腕短伸肌、指伸肌、小指伸肌和尺侧腕伸肌；深层从上外向下内依次为：旋后肌、拇长展肌、拇短伸肌、拇长伸肌和示指伸肌。

（四）手肌

手肌位于手的掌侧，可分为外侧、中间和内侧三群。

1. 外侧群　在拇指侧，包括 4 块肌肉：拇短展肌（abductor pollicis brevis）、拇短屈肌（flexor pollicis brevis）、拇对掌肌（opponens pollicis）和拇收肌（adductor pollicis）。构成手掌拇指侧的隆起，称为鱼际，这些肌使拇指做屈、收、对掌等动作。

2. 内侧群　在小指侧，构成小指侧的隆起，称为小鱼际，有 3 块小肌：小指展肌（abductor digiti minimi）、小指短屈肌（flexor digiti minimi brevis）和小指对掌肌（opponens digiti minimi），使小指做屈、外展和对掌等动作。

3. 中间群　位于大、小鱼际之间，共 11 块。

（1）蚓状肌（lumbricales）：有 4 条，位于手掌中部，起自各指深屈肌肌腱的外侧（桡侧），肌纤维向指端方向分别移行于第 2～5 指的指背腱膜。作用是屈掌指关节和伸指间关节。

（2）骨间掌侧肌（palmar interossei）：有 3 块，位于第 2～5 掌骨相邻的掌骨间隙内；最外侧的 1 块起自第 2 掌骨的尺侧面，其余 2 块分别起自第 4、5 掌骨的桡侧面，分别止于第 2、4 和 5 指的近节指骨底和指背腱膜。作用是使第 2、4 和 5 指内收，并屈上述各指的掌指关节和伸上述各指的指骨间关节。

（3）骨间背侧肌（dorsal interossei）：有4块，位于掌骨间隙背侧；均以两个头起自相邻掌骨，分别止于第2～4指的近节指骨和指背腱膜。作用是使第2～4指外展，并屈上述各指的掌指关节和伸上述各指的指骨间关节。

四、填 图

1. 肩肌和臂肌（后面观）

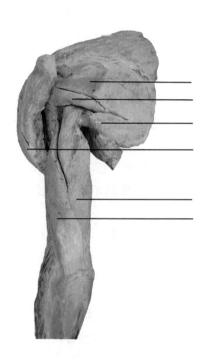

2. 前臂前群肌

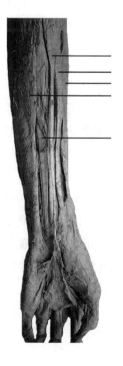

填图及思考题答案

五、思考题

1. 试述三角肌的位置、起止和作用。
2. 试述肱二头肌、肱三头肌的位置、起止和作用。
3. 综合分析肩关节、肘关节的运动分别有哪些肌参加？

（王智明）

第四节　下　肢　肌

一、概　述

下肢肌分为髋肌、大腿肌、小腿肌和足肌。髋肌主要起自骨盆的内面和外面，分别包绕髋关节的四周，又称盆带肌，止于股骨上部；按其所在的部位和作用，可分为前、后两群，作用于髋关节，并可增强髋关节的稳定性。大腿肌分前群、后群和内侧群，分别位于股骨的前面、后面和内侧。小腿肌分为前群、后群和外侧群。足肌分为足背肌和足底肌。

下肢主要的功能是维持直立、支撑体重、行走和奔跑等，所以下肢的肌相对于上肢而言，就显得非常粗大、有力，下肢肌的基本功能除了运动下肢各关节外，还有稳定下肢各关节的作用。

通过实验，观察下肢诸肌的位置、形态结构，理解下肢肌的配布特点与上肢肌的不同，以及其与功能的关系。

二、实验要求

1. 观察髋肌的组成和位置，查明髂腰肌、阔筋膜张肌和臀大肌等的起止，体会其作用。
2. 观察大腿肌的组成、位置和各肌的起止，查明缝匠肌、股四头肌、股二头肌、半腱肌和半膜肌等的起止，体会其作用。
3. 观察小腿肌的组成、位置和各肌的起止，查明小腿三头肌的起止，体会其作用。

三、实验内容

（一）髋肌

按所在的部位和作用，髋肌可分为前、后两群。前群有髂腰肌和阔筋膜张肌，主要作用为屈髋关节。后群主要位于臀部，又称臀肌，有臀大肌、臀中肌、臀小肌、梨状肌、闭孔内肌、上孖肌、下孖肌、股方肌和闭孔外肌等，主要作用为伸髋关节。在整体肌肉标本和下肢局部肌肉标本上观察。

1. 前群

（1）髂腰肌（iliopsoas）：由腰大肌（psoas major）和髂肌（iliacus）组成（图3-12）。腰大肌在脊柱腰部两侧，呈厚的长梭形；起自腰椎体侧面和横突。髂肌位于髂窝内，呈大的三角形；起自髂窝。两肌的肌束向下逐渐集中，并互相结合，经腹股沟韧带深面和髋关节的前内侧，止于股骨小转子。髂腰肌是大腿的主要屈肌，使髋关节前屈和旋外；同时也具有稳定髋关节的作用，以助直立姿势的保持。下肢固定时，可使躯干和骨盆前屈。

（2）阔筋膜张肌（tensor fasciae latae）：位于大腿上部前外侧，是1块位于两层阔筋膜间的梭形肌（图3-12）。起自髂前上棘，在股骨上中1/3交界处移行为髂胫束，束的下端止于胫骨外侧髁。

作用为紧张阔筋膜，站立时有助于支持股骨立于胫骨之上，还可前屈大腿。

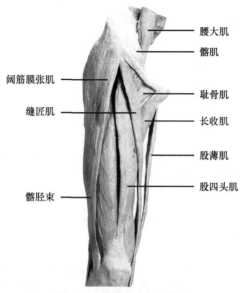

图 3-12 髋肌和大腿肌前群

2. 后群

（1）臀大肌（gluteus maximus）：位于臀部，起自髂骨外面和骶、尾骨的后面，肌束斜向下外，止于股骨的臀肌粗隆和髂胫束（图 3-13）。其主要作用是伸和外旋大腿。在散步和静止不动时，臀大肌几乎不发挥作用。为证明此点可在慢步走时将手放在臀部上，注意每走一步臀大肌几乎不收缩。在爬楼梯时将手放在臀部，就会感觉到臀大肌的强力收缩。因为髂胫束通过膝关节，所以臀大肌也能帮助维持膝关节的稳定。在活体观察臀大肌时，可使受试者俯卧、下肢伸直，绷紧臀部并伸髋关节，检查者可观察并触及臀大肌。

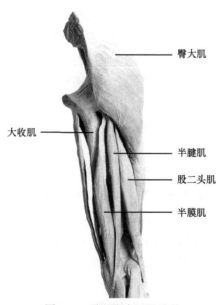

图 3-13 髋肌和大腿肌后群

（2）臀中肌（gluteus medius）：位于臀大肌深面。起自髂骨翼外面，止于股骨大转子。此肌的前部纤维收缩时，使大腿旋内；后部纤维收缩时，则使大腿旋外；整块肌肉收缩，可使大腿外展；当大腿被固定时，则使骨盆侧倾。

（3）臀小肌（gluteus minimus）：位于臀中肌的深面，前部肌纤维与臀中肌相愈着。起自髂骨翼外面，止于股骨大转子前缘。作用同臀中肌。

（4）梨状肌（piriformis）：位于臀中肌下方，起自骶骨前面和骶前孔外侧，从坐骨大孔穿出骨盆至臀深部，止于股骨大转子上缘。在坐骨大孔处，梨状肌的上、下缘均有空隙，分别称为梨状肌上孔和梨状肌下孔。作用是使髋关节外展和外旋。

（5）闭孔内肌（obturator internus）、上孖肌（gemellus superior）和下孖肌（gemellus inferior）：闭孔内肌位于骨盆内，起自闭孔膜的内面及闭孔周围的骨面，通过坐骨小孔离开骨盆，止于股骨转子窝。这些肌肉收缩时使大腿外旋。

（6）股方肌（quadratus femoris）：位于闭孔内肌和孖肌的下方，起自坐骨结节，止于股骨转子间嵴，是大腿强而有力的外旋肌。

（7）闭孔外肌（obturator externus）：位于股部内上份深面，耻骨肌和短收肌上端的后面。起自闭孔膜外面和闭孔周围的骨面，止于股骨转子窝。作用是使大腿外旋。

（二）大腿肌

大腿肌位于股骨周围，可分为前群、后群和内侧群。前群位于股骨前面，有缝匠肌和股四头肌；后群位于股骨后面，有股二头肌、半腱肌和半膜肌；内侧群位于大腿的内侧，分层排列，有5块肌，起自闭孔周围的耻骨支、坐骨支和坐骨结节等处。运动髋关节和膝关节，可体会各大腿肌的作用。在整体肌肉标本和下肢局部肌肉标本上观察。

1. 前群

（1）缝匠肌（sartorius）：位于大腿前面及内侧面，为长的细带状肌。起自髂前上棘，止于胫骨上端的内侧面（图3-12）。作用是屈髋关节和膝关节，并使小腿旋内。

（2）股四头肌（quadriceps femoris）：位于大腿前面（图3-12），由四部分组成：股直肌、股外侧肌、股中间肌和股内侧肌。起点由4个头组成：股直肌位于大腿前面，起自髂前下棘；股内侧肌和股外侧肌起自股骨粗线；股中间肌位于股直肌的深面，在股内、外侧肌之间，起自股骨体的前面。4个头于股骨下端合成一扁腱，包绕髌骨的前面和两侧缘，向下延续为髌韧带，止于胫骨粗隆。此肌是最强大的伸小腿肌；由于股直肌附着于髋骨和胫骨，并且跨越两个关节，因此股直肌可在髋关节处屈大腿，在膝关节处伸小腿。

2. 内侧群

（1）耻骨肌（pectineus）：位于大腿上部前面（图3-12），起自耻骨梳和耻骨上支，止于股骨小转子以下的耻骨肌线。具有内收和屈大腿及大腿内旋的作用。

（2）长收肌（adductor longus）：位于大腿上部前内侧，耻骨肌的内侧，上部在短收肌的前面，下部在大收肌的前面。起自耻骨体和耻骨上支前面，止于股骨粗线。作用是使大腿内收并旋外。

（3）股薄肌（gracilis）：位于大腿最内侧，起自耻骨下支的前面，止于胫骨上端内侧面（图3-12）。作用为内收大腿、屈膝，并使屈曲的小腿内旋。

（4）短收肌（adductor brevis）：位于大腿前内侧的上方，耻骨肌和长收肌的深面，大收肌的前面。起自耻骨下支，止于股骨粗线。作用是使大腿屈曲并内收。

（5）大收肌（adductor magnus）：位于大腿的内侧（图3-13），其前面上方为短收肌，下方为长收肌，内侧为股薄肌。起自坐骨结节、坐骨下支和耻骨下支的前面，止于股骨粗线和收肌结节。此肌的作用是使大腿内收和旋外。

内收肌群的主要作用是内收大腿。三块内收肌（长收肌、短收肌和大收肌）在内收大腿的运动中共同发挥作用，它们在屈、伸大腿时也是重要的稳定性肌肉。在活体观察股内收肌群时，使受试者仰卧膝关节伸直。患者对抗阻力内收大腿，如果内收肌正常，易于触摸到股薄肌和长收肌近侧端。

3. 后群

（1）股二头肌（biceps femoris）：位于大腿后外侧（图3-13）。有两个头：长头起自坐骨结节，短头起自股骨粗线，在股下部，长头移行为肌腱并和短头相接止于腓骨头。在活体观察股二头肌时，圆形的肌腱附着于腓骨头，在其通过膝关节时易被看到和触摸到，尤其是当对抗阻力屈膝时。

（2）半腱肌（semitendinosus）：位于大腿后内侧（图3-13），起自坐骨结节，止于胫骨上端内侧。

（3）半膜肌（semimembranosus）：位于大腿后内侧，半腱肌的深面（图3-13）。其近端以一扁平状较长的腱膜起自坐骨结节，止于胫骨内侧髁后面。

后群3块肌主要屈膝关节，伸大腿。屈膝关节时股二头肌可使小腿旋外，半腱肌和半膜肌使小腿旋内。

（三）小腿肌

小腿肌分为3群：前群、外侧群和后群。在整体肌肉标本和下肢局部肌肉标本上观察。

1. 前群

（1）胫骨前肌（tibialis anterior）：位于小腿前外侧，紧贴胫骨的外面，其外侧的上方与趾长伸肌相邻，下方与蹬长伸肌相邻（图3-14）。起自胫骨上端前面和小腿骨间膜，止于内侧楔骨内

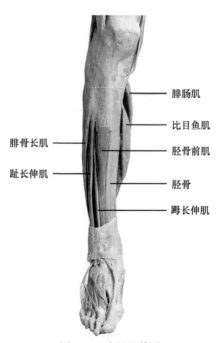

腓肠肌

比目鱼肌

腓骨长肌

胫骨前肌

趾长伸肌

胫骨

蹬长伸肌

图3-14 小腿肌前群

面和第 1 跖骨底。此肌的作用为伸踝关节（足背屈），使足内翻。在活体观察胫骨前肌时，使足对抗阻力背屈，如果肌肉运动正常则可看到并触摸到该肌肌腱。

（2）踇长伸肌（extensor halluces longus）：位于胫骨前肌和趾长伸肌之间，位置较深（图 3-14）。起自腓骨上端前面及小腿骨间膜，上端被胫骨前肌及趾长伸肌覆盖，下端浅出，位于胫骨前肌和趾长伸肌之间，止于踇趾远节趾骨底。此肌的作用为：伸踝关节及伸踇趾。

（3）趾长伸肌（extensor digitorum longus）：是小腿前群肌中最外侧的一块，其内侧上方为胫骨前肌，下方为踇长伸肌（图 3-14）。其近端有少部分纤维附着于胫骨外侧髁，绝大部分纤维附着于腓骨内侧面和小腿骨间膜，在踝关节上方移行为肌腱，肌腱分为 4 束，分别止于第 2 ～ 5 趾趾背腱膜。此肌的作用为伸踝关节、伸第 2 ～ 5 趾，使足外翻。在活体观察趾长伸肌时，使第 2 ～ 5 趾对抗阻力背屈，如果肌肉运动正常则可看到并触摸到该肌腱。

2. 外侧群 有腓骨长肌（peroneus longus）（图 3-14、图 3-15）和腓骨短肌（peroneus brevis），两肌皆起自腓骨的外侧面，腓骨长肌起点较高，并覆盖腓骨短肌；腓骨长肌止于内侧楔骨和第 1 跖骨底，腓骨短肌止于第 5 跖粗隆。作用是使足外翻和屈踝关节（跖屈）。

3. 后群 分浅、深两层。

（1）浅层：有小腿三头肌（triceps surae），此肌的两个头位于浅层称腓肠肌（gastrocnemius）（图 3-14、图 3-15），其内、外侧头起自股骨内、外上髁，两头相合，移行为腱；另一个头位置较深，是比目鱼肌（soleus）（图 3-14、图 3-15），起自胫骨比目鱼肌线和腓骨后面的上部，其纤维斜向内下移行为肌腱，与腓肠肌腱膜愈着，构成跟腱（图 3-15），止于跟骨结节。此肌的作用是屈膝关节和屈踝关节（跖屈）。

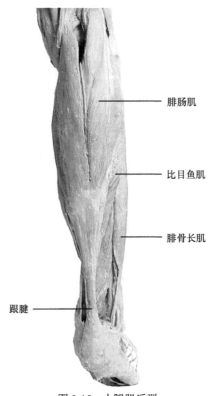

图 3-15 小腿肌后群

（2）深层:位于小腿三头肌的深面,有4块肌肉,包括上方的腘肌,下方由内向外的趾长屈肌、胫骨后肌和踇长屈肌。腘肌能屈膝关节并使小腿旋内,其余3块肌肉的主要作用是屈趾、屈踝关节（跖屈）及使足内翻。

四、填　　图

1. 大腿肌

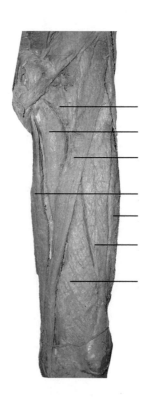

2. 下肢肌

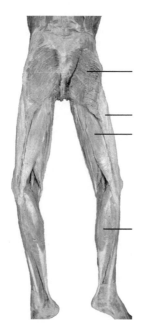

填图及思考题答案

五、思 考 题

1.试述缝匠肌和股四头肌的位置、起止和作用。

2.简述小腿三头肌的位置、起止和作用。

3.综合分析髋关节、膝关节的运动分别有哪些肌参加?

（王智明）

第二篇 内 脏 学

第四章 消化系统和腹膜

一、概 述

消化系统包括消化管和消化腺两大部分。消化管是指从口腔到肛门的管道，包括口腔、咽、食管、胃、小肠（十二指肠、空肠和回肠）和大肠（盲肠、阑尾、结肠、直肠和肛管）。临床上通常把从口腔到十二指肠的消化管称上消化道，空肠及以下的消化管称下消化道。消化腺按体积的大小和位置不同，可分为大消化腺和小消化腺两种。大消化腺位于消化管壁外，成为一个独立的器官，分泌的消化液经导管流入消化管腔内，如大唾液腺、肝和胰。小消化腺分布于消化管壁内，位于黏膜层或黏膜下层，如唇腺、颊腺、舌腺、食管腺、胃腺和肠腺等。

消化系统的基本功能是摄取食物，进行物理和化学性消化，经消化管黏膜上皮细胞进行吸收，最后将食物残渣形成粪便排出体外。

腹膜为覆盖于腹、盆腔壁内和腹、盆腔脏器表面的一层浆膜。覆盖于腹、盆腔壁的腹膜为壁腹膜；由壁腹膜返折，并覆盖于腹、盆腔脏器表面的腹膜为脏腹膜。壁腹膜和脏腹膜互相延续、移行，共同围成不规则的潜在性腔隙，为腹膜腔。

通过实验观察，查明消化系统各组成器官的位置、形态结构，理解消化系统器官的结构与功能的关系。查明腹膜的分布和腹膜腔的范围。

二、实 验 要 求

1. 观察消化系统的组成。

2. 观察口腔各结构，包括腭、牙、舌和唾液腺。

3. 观察咽的位置、分部及各部的结构，查明咽与鼻腔、口腔、喉腔的连通关系。

4. 观察食管的位置、分部及三个狭窄。

5. 观察胃的位置及形态，辨认胃的分部。

6. 辨认小肠各段的组成；观察十二指肠的分部及各部的结构；比较空肠与回肠在形态上的差异。

7. 辨认大肠各段的组成；观察盲肠和阑尾的位置及形态，掌握确定阑尾根部位置的方法；观察结肠各段的位置及形态，辨认结肠带、结肠袋和肠脂垂；观察直肠和肛管的位置及形态。

8. 观察肝的位置、形态和分叶；辨认肝外胆道的组成及各部的特点。

9. 观察胰的位置、形态及分部。

10. 观察壁腹膜、脏腹膜的分布和腹膜腔的形成。

三、实 验 内 容

（一）口腔（oral cavity）

在头颈正中矢状切标本上，查看口腔的围成。口腔以牙列为界分成口腔前庭和固有口腔。

1. 互相对照观察口唇、颊及颊黏膜，注意颊黏膜上腮腺导管的开口部位及形态。

2. 观察口腔与鼻腔之间的腭，前部为骨性部即骨腭，由上颌骨腭突和腭骨水平板构成，后部是软组织即软腭，由腭帆张肌等构成。互相对照张口做 "啊" 的动作，观察口腔后部即咽峡，软腭后部游离部分为腭帆，腭帆后缘中央向后下方的突起是腭垂。自腭帆向两侧延伸形成两条弓形皱襞，前方为腭舌弓，后方为腭咽弓，二者之间的隐窝是扁桃体窝，内有腭扁桃体。

3. 互相对照观察牙的位置、构造、排列及分类，理解牙的形态与功能的关系。

4. 互相对照观察舌的形态、分部及舌体背面的黏膜，注意根据位置和大小区分丝状乳头、菌状乳头、叶状乳头、轮廓乳头和舌扁桃体。舌尖上翘，观察舌系带及两侧的黏膜隆起即舌下阜、舌下襞。在头颈正中矢状切标本上，观察舌内肌和舌外肌，查看颏舌肌起于下颌骨的颏棘，止于舌体及舌根的中线处，理解颏舌肌的作用。

5. 在显示大唾液腺的头颈标本上，观察腮腺、下颌下腺和舌下腺的位置、形态及分部。腮腺位于面侧区耳郭的前下方，下颌下腺位于下颌体内侧，舌下腺位于舌下襞黏膜内。腮腺开口于平对上颌第二磨牙的颊黏膜，下颌下腺开口于舌下阜，舌下腺开口于舌下阜和舌下襞。腮腺导管从其浅部发出，下颌下腺导管从其深部发出。

（二）咽（pharynx）

在头颈正中矢状切标本上观察咽的位置及形态。咽为上宽下窄、前后略扁肌性管道，辨认软腭游离缘和会厌上缘，咽以此两结构为界，分为鼻咽、口咽和喉咽。

1. 在鼻咽侧壁上查看弓形隆起的咽鼓管圆枕，于其下方和后方分别用镊子探查咽鼓管咽口及咽隐窝。

2. 在口咽和喉咽处寻找舌根与会厌之间的会厌谷、咽淋巴环（鼻咽侧壁的咽鼓管扁桃体，后壁的咽扁桃体，口咽的腭扁桃体、舌扁桃体，围绕在口咽和鼻咽周围呈环形分布）和喉口两侧的梨状隐窝，注意观察梨状隐窝与甲状软骨的关系，理解咽淋巴环的作用。探查咽的 6 个交通：经鼻后孔通鼻腔，咽峡通口腔，喉口通喉腔，两侧经咽鼓管咽口通鼓室，向下与食管延续。

（三）食管（esophagus）

在整体标本上观察食管的位置、走行、分部及狭窄部位，注意在气管与脊柱间寻找。食管的狭窄除第三个外，其余两个都不明显。

（四）胃（stomach）

1. 在整体标本上（图4-1）观察位于左季肋区和腹上区的胃。

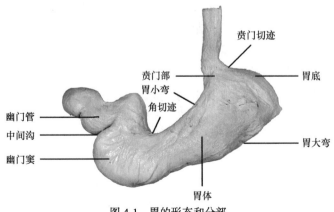

图4-1 胃的形态和分部

2. 在游离胃标本上，观察胃的形态和分部，注意分辨前后壁、大小弯、出入口、贲门切迹和角切迹。在胃大弯远侧重点寻找中间沟，以此沟为界将幽门部分为幽门窦和幽门管。幽门部与十二指肠交界处的前壁有纵行的幽门前静脉，此为两者表面的分界线。

（五）小肠（small intestine）

1. 在整体标本上观察小肠的位置、分部（十二指肠、空肠和回肠）、毗邻及特点，触摸自右膈脚连于十二指肠升部的十二指肠悬韧带，注意拉动十二指肠空肠曲，辨认十二指肠悬肌，该肌主要由平滑肌和结缔组织构成，将十二指肠空肠曲固定于腹后壁，是手术中确认空肠起始的重要标志。

2. 在肝、胰、十二指肠标本上，观察十二指肠的分部及其与胰的位置关系，十二指肠呈 C 形，环绕胰头，以胰头为标志分为上部、降部、水平部和升部。切开降部观察其后内侧壁中、下 1/3 处的黏膜隆起即十二指肠大乳头，探查其连通；在十二指肠上部查看其壁薄腔大的十二指肠球，此为溃疡的好发部位。

3. 在整体标本上注意根据位置鉴别空肠和回肠，空肠位于左上腹，回肠位于右下腹，二者无明显分界线；提起肠系膜探查系膜根部，并用透光的方法观察肠系膜内血管弓的多少，有 1～2 级动脉弓的肠管是空肠，有 3～4 级动脉弓的肠管是回肠。

4. 在游离肠管标本上（图 4-2），用手触摸肠壁的厚度，较厚者为空肠，薄者为回肠；将肠管纵行剖开，黏膜皱襞高而密，对光观察时有许多散在的芝麻大小不透光的结节即孤立淋巴滤泡者为空肠，低而疏且有成片的椭圆形不透光区即集合淋巴滤泡者是回肠。

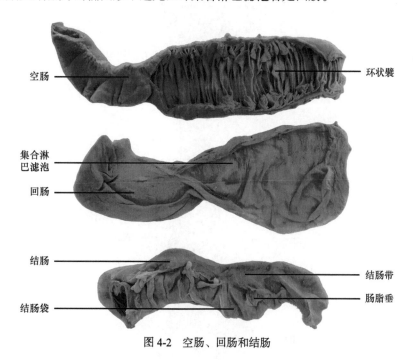

图 4-2　空肠、回肠和结肠

（六）大肠（large intestine）

1. 在整体标本上（图 4-2）观察大肠的位置及分部（盲肠、阑尾、结肠、直肠和肛管）。首先辨认结肠带、结肠袋和肠脂垂，并与小肠进行比较，理解结肠带和结肠袋形成的原因及作用。注意观察结肠的分部（升结肠、横结肠、降结肠和乙状结肠）、结肠左曲和结肠右曲的位置及毗邻关系。

2.在游离回盲部标本上,切开盲肠壁,观察回盲瓣及阑尾口,理解其作用。

3.在整体标本上观察阑尾的位置类型,用手向下探查结肠带,观察结肠带与阑尾根部的关系;用镊子提起阑尾末端,分别放到回肠及盲肠的前、后方,模拟阑尾的其他位置类型;在腹壁上画出阑尾的体表投影点。

4.在盆部正中矢状切标本上(图4-3),观察骶骨前方的直肠弯曲(骶曲凹向前,会阴曲凹向后)及直肠腔内的横襞(图4-4),测量较为恒定的中横襞与肛门间的距离。注意观察男、女性直肠前

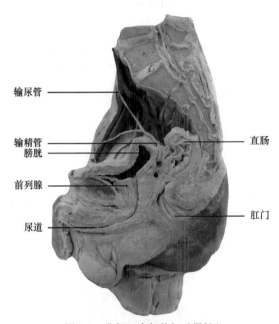

输尿管

输精管
膀胱

前列腺

尿道

直肠

肛门

图4-3 盆部正中矢状切(男性)

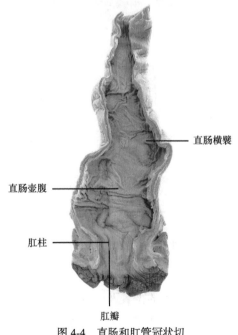

直肠横襞

直肠壶腹

肛柱

肛瓣

图4-4 直肠和肛管冠状切

面毗邻结构的差异。

5. 在游离肛管冠状切标本上（图 4-4）观察肛管内面纵行的肛柱，用镊子在相邻两个肛柱下端之间夹起肛瓣，其与肠壁间的小腔隙为肛窦，将肛柱下端与肛瓣游离缘作一环行连线即齿状线，比较其上、下方结构的差异。齿状线下方 1cm 的环行区为肛梳，是外痔的发生部位，辨认肛直肠线、齿状线和白线，理解其临床意义。辨认肛门内括约肌（平滑肌）、肛门外括约肌（骨骼肌）及分部，理解其作用。

（七）肝（liver）

1. 在整体标本上观察肝的位置及形态。

2. 在游离肝标本上，观察肝的两面和四缘。肝在膈面上被镰状韧带分为左、右两叶（图 4-5）；在脏面上有 H 形的沟：左纵沟前部为肝圆韧带裂，内有由脐静脉闭锁而成的肝圆韧带，后部为静脉韧带裂，内有由静脉导管闭锁而成的静脉韧带；右纵沟前部是胆囊窝，容纳胆囊，后部为腔静脉沟，内有下腔静脉；横沟为肝门，有右前方的肝管、左前方的肝固有动脉和两者后方的肝门静脉等出入。以 H 形沟为标志，肝在脏面上分为前方的方叶、后方的尾状叶和侧方的左、右叶（图 4-6）。

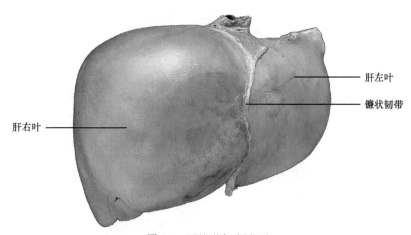

图 4-5　肝的形态（膈面）

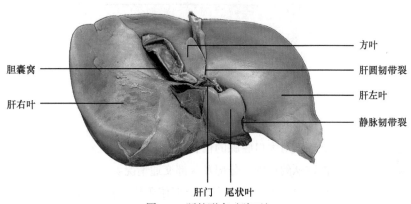

图 4-6　肝的形态（脏面）

3. 在肝、胰、十二指肠及肝外胆道标本上，辨认出肝门的左、右肝管及肝总管、梨形的胆囊、胆囊管、胆囊管与肝总管汇合成的胆总管。向下方追踪，胆总管经十二指肠降部与胰头之间，在十二指肠降部中点斜穿肠壁与胰管汇合，形成肝胰壶腹，开口于十二指肠大乳头。

（八）胰（pancreas）

1.在整体标本上观察位于第1、2腰椎前方的胰及其形态。

2.在游离标本上观察胰的分部（无明显界线），查看胰管，导管从左行向右，沿途收纳许多细小管道。观察胰管的开口部位（十二指肠大乳头），理解胰的内分泌及外分泌功能。

（九）腹膜（peritoneum）

1.在整体标本上，用镊子分离腹腔脏器表面及腹壁内面、膈下面薄而光滑的膜性结构即腹膜。明确腹膜依其覆盖的部位分为脏腹膜和壁腹膜，从腹前壁向上、下及两侧分别探查其延续，壁、脏腹膜相互延续形成一个极不规则的囊状间隙即腹膜腔，观察脏器是否在腹膜腔之内。

2.在整体标本上，观察胃和空肠、回肠表面的脏腹膜基本上全部包绕脏器，此即腹膜内位器官；观察肝和子宫，其表面大部分被腹膜包裹，此即腹膜间位器官；观察胰和肾，只有前面被腹膜包裹，此即腹膜外位器官。

四、填　图

胃

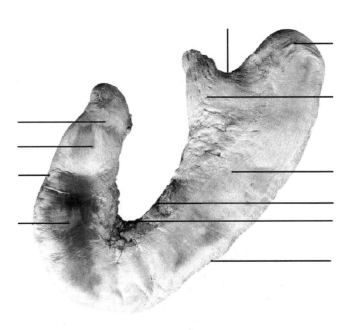

五、思　考　题

1.试述三对大口腔腺的位置和导管开口部位。

2.试述咽的位置、分部及各部交通情况。

3.食管分哪几部？三个狭窄部位于何处？它们距上颌中切牙的距离分别是多少？

4.试述胃的位置、形态及分部。

填图及思考题答案

5. 如何区别空肠和回肠？

6. 试述阑尾的常见位置及阑尾根部的体表投影。

7. 试述直肠及肛管的形态结构特点。

8. 试述肝的位置、形态分部和体表投影。

9. 试述胆汁的产生和排出途径。

10. 某小孩误吞一枚小玻璃珠，后见从粪便中排出，请写出玻璃珠经过的结构（请用箭头表示）。

（洪乐鹏）

第五章 呼吸系统

一、概　述

呼吸系统由呼吸道和肺组成。呼吸道包括鼻、咽、喉、气管和支气管。临床上常把鼻、咽、喉称为上呼吸道，把气管、主支气管及其分支称为下呼吸道。其中咽是呼吸系统和消化系统的共同通道。呼吸系统的主要功能是进行气体交换，即吸入氧、呼出二氧化碳。机体在进行新陈代谢过程中，经呼吸系统不断地从外界吸入氧，由循环系统将氧运送至全身的组织和细胞，经过氧化，产生组织、细胞活动所必需的能量，在氧化过程中所产生的二氧化碳，再通过循环系统运送至呼吸系统，排出体外，以保证机体生命活动的正常进行。

通过实验观察，掌握呼吸系统各组成器官的位置、形态结构，理解呼吸系统器官的结构与功能的关系。

二、实验要求

1. 观察呼吸系统的组成。

2. 观察鼻的外形；查看鼻腔的分区、鼻腔内的结构及鼻旁窦的开口。

3. 观察喉的位置和组成、喉软骨形态及连结；查看喉腔的分部。

4. 观察气管的分部和构造特点；比较左、右主支气管形态上的差异。

5. 观察肺的位置、肺裂、肺叶，辨认肺门内的结构；比较左、右肺的形态、肺门的结构及其排列。

6. 观察胸膜的分布、壁胸膜的分部，探查肋膈隐窝。

三、实验内容

（一）鼻（nose）

1. 互相对照观察鼻的外形，包括鼻根、鼻背、鼻尖、鼻翼和鼻孔。在头颈正中矢状切标本上，观察鼻中隔及前下方的易出血区。在去除鼻中隔的头颈矢状切标本上辨认鼻阈、鼻前庭和固有鼻腔。观察固有鼻腔的构成（鼻腔的4个壁），重点查看外侧壁上的3个鼻甲及下方相应的鼻道（图5-1）。

2. 在头部冠状切标本上，观察眉弓深面的额窦、上颌骨体内的上颌窦及筛骨迷路内的筛窦。在头颈正中矢状切标本上，观察蝶骨体内的蝶窦。在切除中鼻甲的头部矢状切标本上观察中鼻道内的半月裂孔及其前上方的筛漏斗和筛泡。用探针探查这些鼻旁窦在鼻腔内的开口情况（图5-1）。

（二）喉（larynx）

1. 在喉软骨的模型和标本上辨认（图5-2、图5-3）：

（1）甲状软骨：由两个四边形的软骨板构成。甲状软骨前角上方突起形成喉结，后方向上和向下发出两对突起，为上角和下角。

（2）环状软骨：形似戒指，可分为前方的软骨弓和后方的软骨板。

（3）会厌软骨：形似树叶，表面覆以黏膜，构成会厌。

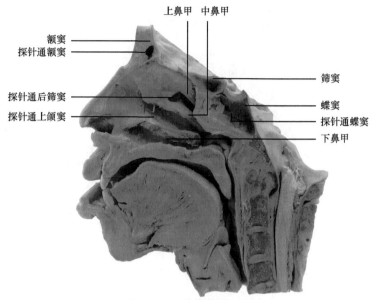

上鼻甲 中鼻甲

额窦
探针通额窦

探针通后筛窦
探针通上颌窦

筛窦
蝶窦
探针通蝶窦
下鼻甲

图 5-1 鼻腔外侧壁

（4）杓状软骨：为一对三棱锥形的软骨，底部向前、向外各有一个突起，称为声带突和肌突。

2. 在喉标本上观察甲状舌骨膜、弹性圆锥和方形膜。查看弹性圆锥和方形膜的位置和形态。弹性圆锥位于甲状软骨后方与环状软骨和杓状软骨之间，形似圆锥。方形膜位于甲状软骨前角后方、会厌软骨两侧缘与杓状软骨之间，呈斜方形或四边形。

3. 在喉标本上观察环甲关节和环杓关节的构成。环甲关节由环状软骨外侧面和甲状软骨下角构成。环杓关节由环状软骨板上缘和杓状软骨底构成。

4. 在喉肌的标本上（图 5-2、图 5-3）查看位于甲状软骨和环状软骨前部的环甲肌；位于环状软骨板和杓状软骨之间的环杓后肌；位于甲状软骨侧方深面的环杓侧肌；位于甲状软骨内面和杓状软骨之间的甲杓肌。

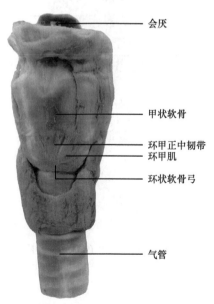

会厌

甲状软骨

环甲正中韧带
环甲肌

环状软骨弓

气管

图 5-2 喉的结构（前面观）

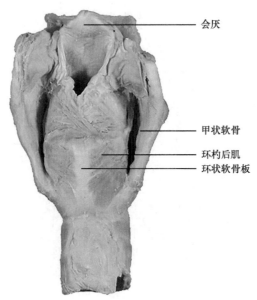

图 5-3　喉的结构（后面观）

　　5. 在喉正中矢状切标本上（图 5-4），辨认前庭襞和声襞。以这两对皱襞为界，喉腔可分为喉前庭、喉中间腔和声门下腔，观察这三个部分的位置及喉室。在经喉后正中线切开的标本上，观察喉口、前庭裂和声门裂。

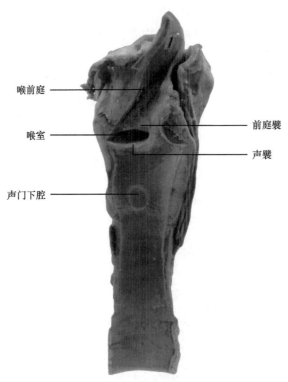

图 5-4　喉的结构（正中矢状切）

（三）气管（trachea）

在气管支气管标本上，观察气管软骨环的形态和数目。

（四）支气管（bronchi）

在气管、支气管标本上，观察左、右主支气管的长度、管径。在切开的气管支气管标本上，找出气管隆嵴的形态和位置。比较左、右主支气管与气管中线延长线的夹角，理解临床上气管内异物为什么多坠入右主支气管。

（五）肺（lung）

1. 在整体标本上，观察肺的位置及左、右肺的形态。在游离肺的标本上，辨别左、右肺。左肺较长，由斜裂分为上、下两叶。右肺较短，由斜裂和水平裂分为上、中、下三叶。

2. 肺的基本形态特征可归纳为：1尖、1底、2面和3缘。在左肺的前缘可看到左肺心切迹和左肺小舌。在肺的内侧面辨认肺门及进出肺门的结构（肺根），包括支气管及肺动、静脉等。注意观察这些结构从上至下及从前至后的排列顺序在左、右肺的区别。

（六）胸膜（pleura）

在整体标本上，辨认胸腔内面的壁胸膜和肺表面的脏胸膜。首先观察壁胸膜的分部。覆盖在胸壁内面的部分为肋胸膜；贴于膈上方的是膈胸膜；贴于纵隔两侧的是纵隔胸膜，肺尖上方的是胸膜顶。探查胸膜腔、肋纵隔隐窝和肋膈隐窝。壁胸膜和脏胸膜相互移行，围成胸膜腔。肋胸膜和纵隔胸膜的移行处形成肋纵隔隐窝；肋胸膜和膈胸膜的移行处形成肋膈隐窝，是胸膜腔的最低处。

四、填　图

1. 喉的结构

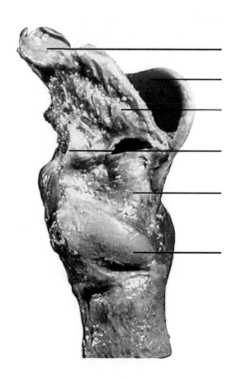

2. 肺

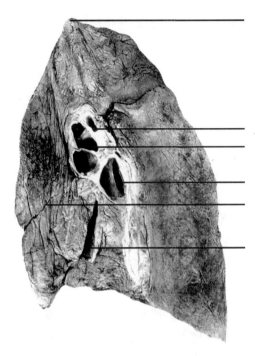

五、思 考 题

填图及思考题答案

1. 试述鼻腔外侧壁的结构。

2. 鼻旁窦包括哪些？它们的开口部位分别在哪里？

3. 喉腔可分为哪几部分？它们是如何划分的？

4. 如何区别左、右主支气管？

5. 试述肺的位置、形态及结构。

6. 肋膈隐窝是如何形成的？临床上有何意义？

（李清清）

第六章　泌尿系统

一、概　　述

泌尿系统包括肾、输尿管、膀胱及尿道。机体在代谢过程中所产生的废物如尿素、尿酸等由血液运送到肾，形成尿液。尿液经输尿管流入膀胱。膀胱内尿液存储到一定程度后经过尿道排出体外。肾对维持机体内环境稳定起着重要的作用，此外，还有内分泌功能。

通过实验观察，查明泌尿系统各组成器官的位置、形态及结构，理解泌尿系统器官的结构与功能的关系。

二、实验要求

1. 观察泌尿系统的组成。
2. 观察肾的位置、形态、结构和被膜。
3. 观察输尿管的走行、分部和三个狭窄的部位。
4. 观察膀胱的位置、形态和结构。
5. 观察女性尿道的形态结构。

三、实验内容

（一）肾（kidney）

1. 在整体标本上，观察肾的位置。肾位于脊柱两侧，左肾较高，右肾较低。
2. 在游离肾标本上，观察肾的形态、肾门及肾蒂。肾形似蚕豆，凹陷处为肾门。出入肾门的结构，包括肾盂、肾动脉和肾静脉等，这些结构被结缔组织包裹形成肾蒂。尤其注意肾蒂内结构的排列顺序，由前向后依次为肾静脉、肾动脉和肾盂。由上至下依次为肾动脉、肾静脉和肾盂。
3. 在肾冠状切面上（图6-1），观察肾的内部结构，辨认肾皮质和肾髓质的结构。肾皮质突入

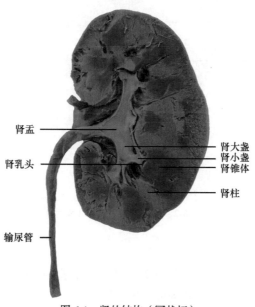

图6-1　肾的结构（冠状切）

肾髓质的部分为肾柱。肾髓质内圆锥形结构为肾锥体。肾锥体的尖端呈乳头状，为肾乳头。肾小盏套在肾乳头上，逐渐汇合成肾大盏和肾盂。

4.在腹部横切面标本上，观察肾的三层被膜，从外向内，依次为肾筋膜、脂肪囊和纤维囊。注意肾筋膜分为前、后两层包绕肾和肾上腺。

（二）输尿管（ureter）

在整体标本上，观察输尿管的行程。输尿管起于肾盂，走行在腰大肌的前方，跨过髂血管，穿过膀胱壁，开口于膀胱。注意输尿管的三个狭窄，分别位于肾盂和输尿管移行处、跨髂血管处和穿膀胱壁处。

（三）膀胱（urinary bladder）

1.在盆部正中矢状切标本上（图4-3，图6-2），观察膀胱的位置，注意男性膀胱后方为输精管、精囊及直肠，下方为前列腺；女性膀胱后方为子宫和阴道，下方为尿生殖膈。

2.在游离膀胱的标本上，观察膀胱的形态和结构，比较膀胱空虚和充盈时的形态。膀胱空虚时为三棱锥形，可分为膀胱尖、膀胱底、膀胱体和膀胱颈四个部分。在打开的游离膀胱标本上，辨认膀胱底内面的膀胱三角。膀胱内面有三个开口，分别为两个输尿管开口和一个尿道内口。这三个开口围成的区域为膀胱三角。注意观察膀胱的内面。空虚的膀胱内面有许多的皱襞，但由于膀胱三角缺乏黏膜下层，无论膀胱空虚或充盈均为平滑状态。两侧输尿管开口之间的黏膜形成一条横行的皱襞，为输尿管间襞。

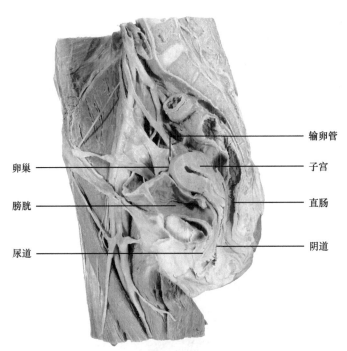

图6-2 盆部正中矢状切（女性）

（四）尿道（urethra）

在女性盆部正中矢状切的标本上（图6-2），观察女性尿道的走行。女性尿道起于膀胱的尿道内口，穿过尿生殖膈，最终开口于阴道前庭的尿道外口。

四、填　　图

肾的结构

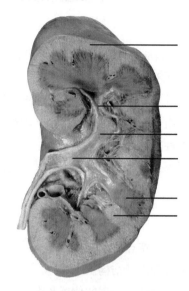

五、思　考　题

1. 试述肾的内部结构。
2. 输尿管的三个狭窄分别位于哪里？
3. 试述尿液产生和排出所经过的结构。
4. 试述膀胱三角的位置、结构特点及临床意义。

填图及思考题答案

（李清清）

第七章　男性生殖系统

一、概　　述

男性生殖系统包括内、外生殖器两部分。内生殖器由生殖腺（睾丸）、输精管道（附睾、输精管、射精管和尿道）和附属腺（精囊、前列腺、尿道球腺）组成。外生殖器包括阴囊和阴茎。睾丸可产生精子和男性激素。精子从睾丸生成后储存于附睾，射精时可经过输精管、射精管和尿道排出体外。附属腺的分泌物参与精液的组成。精液可以营养精子和增加精子的活力。阴囊可保护睾丸，维持睾丸的温度。阴茎则是男性的性交器官。

通过实验观察，熟悉男性生殖系统各组成器官的位置、形态及结构，理解男性生殖系统器官的结构与功能的关系。

二、实验要求

1. 观察男性生殖系统的组成和结构特点。
2. 观察睾丸和附睾的位置、形态和内部结构。
3. 观察输精管和射精管的行程及分部，精索的位置和内容。
4. 观察男性尿道的结构特征。
5. 观察男性附属腺的组成、位置、形态及相应导管的开口位置。
6. 观察阴囊的构造，阴茎的形态和内部构造。

三、实验内容

（一）睾丸（testis）

1. 在整体标本上（图 7-1），观察睾丸的位置和形态。可见睾丸位于阴囊内、阴茎的下方，呈扁椭圆形。

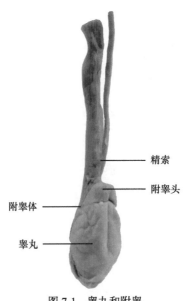

图 7-1　睾丸和附睾

2. 在切开的睾丸标本上，观察睾丸的结构。睾丸的外膜为白膜，白膜后缘增厚并突入睾丸内，形成睾丸纵隔。睾丸纵隔将睾丸实质分隔成许多锥形的睾丸小叶。睾丸小叶由 2 ～ 4 条精曲小管构成。每个小叶内的精曲小管汇合形成精直小管。精直小管进入睾丸纵隔内吻合成为睾丸网，由此网发出 12 ～ 15 条睾丸输出小管，汇合成附睾管，进入附睾的头部。

（二）附睾（epididymis）

在游离的附睾标本上（图 7-1），观察附睾的位置、形态和分部。附睾位于睾丸的上端和后缘，呈新月形。由上至下分为头、体和尾三部分。

（三）输精管（ductus deferens）

在整体标本上，观察输精管形态和分部。输精管是由附睾尾移行向上形成，按行程分为睾丸部、皮下部、腹股沟管部和盆部。睾丸部是位于附睾尾和睾丸上端之间的部分；皮下部是位于睾丸上端和腹股沟管浅环之间的一段，位置非常表浅；腹股沟管部是位于腹股沟管内的部分；盆部是位于腹股沟管深环和射精管之间的部分，是输精管中最长的一部分。输精管（图 4-3，图 7-2）在膀胱底后面的膨大，为输精管壶腹。

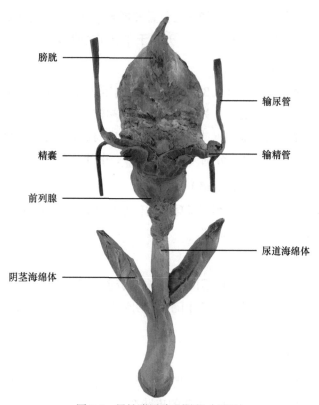

图 7-2　男性附属腺和阴茎（后面）

（四）精索（spermatic cord）

在整体标本上（图 7-1），观察精索的形态和位置。精索是一对圆索状结构，从腹股沟管深环延伸至睾丸上端。在切开的精索标本上，观察精索的被膜和内容物。精索表面有三层被膜，由外向内为精索外筋膜、提睾肌和精索内筋膜。精索内包括输精管、睾丸血管、神经丛、淋巴管等。注意精索和输精管的关系：精索包括了输精管的皮下部和腹股沟管部，而不是输精管的全部。

（五）射精管（ejaculatory duct）

在盆腔正中矢状切模型上，观察射精管的位置、形态和开口。输精管末端变细与精囊排泄管合并形成射精管。射精管斜穿前列腺开口于尿道前列腺部。

（六）男性尿道（male urethra）

在男性盆部正中矢状切的标本上（图 4-3），观察男性尿道的行程、分部和形态。男性尿道起于膀胱的尿道内口，穿过前列腺、尿生殖膈和阴茎，最终开口于尿道外口。因此，男性尿道可分为前列腺部、膜部和海绵体部。前列腺部和膜部为后尿道，海绵体部为前尿道。注意观察男性尿道的管径和弯曲情况。男性尿道有三处狭窄、三处扩大及两个弯曲。三处狭窄分别位于尿道内口、膜部及尿道外口。三处扩大处分别位于尿道前列腺部、球部和尿道舟状窝。两个弯曲分别位于耻骨下方和前方，分别称为耻骨下弯和耻骨前弯。

（七）精囊（seminal vesicle）

在游离精囊标本上（图 7-2），观察精囊的位置和形态。精囊位于膀胱后方，呈长椭圆形，表面凹凸不平。精囊排泄管和输精管末端合并，开口于尿道前列腺部。

（八）前列腺（prostate）

在游离的膀胱前列腺标本上（图 4-3，图 7-2），观察前列腺的位置和形态。前列腺是位于膀胱下方的板栗状的结构，其上方宽大，为前列腺底，下端较尖，为前列腺尖。尖和底之间的部分为体部。在前列腺模型上，观察前列腺的结构。前列腺中间还有尿道和射精管通过。根据前列腺和尿道的关系，前列腺可分为五叶，分别为前叶、后叶、中叶及左右侧叶。

（九）尿道球腺（bulbourethral gland）

在游离的膀胱前列腺标本上，观察尿道球腺的位置和开口。尿道球腺位于尿生殖膈内，呈豌豆状，它的排泄管很长，开口于尿道球部。

（十）阴囊（scrotum）

在整体标本上，观察阴囊的结构。阴囊表面皮肤着色，成人有阴毛。皮肤深面为阴囊肉膜。在正中矢状线上，阴囊肉膜向内发出阴囊中隔，将阴囊分为左右两腔，分别容纳左右睾丸、附睾及部分精索。

（十一）阴茎（penis）

在游离的阴茎标本上（图 7-2），观察阴茎的外形、构成和海绵体的形态。阴茎可分为根、体、头三个部分。头端的开口为尿道外口。阴茎的皮肤在阴茎头部形成环形双层皱襞，为阴茎包皮。包皮和阴茎头之间的腹侧中线上，有一条相连包皮和尿道外口的皮肤皱襞，为包皮系带。阴茎由三个海绵体构成。背侧两个为阴茎海绵体，腹侧为尿道海绵体。观察尿道海绵体前、后端，分别为阴茎头和尿道球。男性尿道贯穿了尿道海绵体。

四、填 图

前列腺和精囊

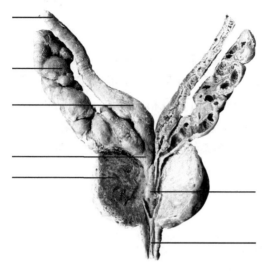

五、思 考 题

1. 试述睾丸的位置、形态和结构。

2. 试述附睾的位置、形态和分部。

3. 试述输精管的行程和分部;输精管结扎手术应在输精管的哪个部分进行? 为什么?

4. 试述前列腺的形态和分部;前列腺肥大为什么会引起排尿困难?

5. 试述精子的产生及排出的途径。

填图及思考题答案

（武莹莹）

第八章　女性生殖系统

一、概　　述

女性生殖系统包括内、外生殖器官。女性内生殖器包括阴道、子宫、输卵管及卵巢。女性外生殖器又称外阴，包括阴阜、大阴唇、小阴唇、阴蒂、阴道前庭、前庭球和前庭大腺。卵巢可产生卵子和女性激素。输卵管是输送卵子及受精的管道。子宫是胚胎发育和产生月经的场所。阴道是性交、排经和分娩胎儿的通道。女性乳房可以生成和分泌乳汁。

通过实验观察，熟悉女性生殖系统各组成器官的位置、形态及结构，理解女性生殖系统各组成器官结构与功能的关系。

二、实验要求

1. 观察女性生殖系统的组成。
2. 观察卵巢的位置及形态。
3. 观察输卵管的分部及各部的形态特征。
4. 观察子宫的位置、毗邻、形态、分部及固定装置。
5. 观察阴道的位置和毗邻；阴道穹的形成及毗邻。
6. 观察女性外阴的结构。
7. 观察乳房的外形和结构。

三、实验内容

（一）卵巢（ovary）

1. 在女性盆部正中矢状切标本上（图 6-2），观察卵巢的位置和形态。卵巢左、右各一，位于髂内、外动脉的夹角内，呈扁椭圆形。注意卵巢和子宫的位置关系，卵巢位于子宫的两侧后方。

2. 在游离的卵巢标本上，观察卵巢的形态。卵巢分为内外侧面、上下端和前后缘。卵巢的前缘有血管出入，称为卵巢门。

（二）输卵管（uterine tube）

1. 在女性盆腔正中矢状切标本上（图 6-2），观察输卵管的位置和形态。输卵管位于子宫阔韧带内，为一对弯曲管道。

2. 在游离子宫阴道标本上（图 8-1），观察输卵管的分部。输卵管从内向外分为子宫部、输卵管峡、输卵管壶腹和输卵管漏斗。贯穿子宫壁的部分为子宫部。接近子宫角外侧的一段为输卵管峡。输卵管峡是输卵管管腔的最狭窄部分。输卵管膨大的部分为输卵管壶腹。输卵管的末端为输卵管漏斗。输卵管漏斗以输卵管腹腔口开口于腹膜腔，口周缘有输卵管伞和卵巢伞。

（三）子宫（uterus）

1. 在女性盆部正中矢状切标本上（图 6-2），观察子宫的位置。子宫位于盆腔中央，是膀胱和直肠之间的肌性器官，两侧为输卵管和卵巢，下方为阴道。膀胱空虚时，成年人子宫在盆腔内的正常姿势呈轻度的前倾前屈位。观察子宫长轴与阴道长轴间的夹角，即为前倾。观察子宫体长轴和子宫颈长轴之间的夹角，即为前屈。

2. 在游离子宫阴道标本上（图8-1），观察子宫的形态和分部。子宫呈前后略扁的倒置梨形。通常以两侧输卵管子宫口连线为界，将子宫分为子宫底和子宫体。子宫下端圆柱形的部分称为子宫颈。子宫颈以阴道为界，分为上方的子宫颈阴道上部和下方的子宫颈阴道部。子宫体和子宫颈之间的部分为子宫峡。在子宫阴道冠状切的标本上，注意观察子宫腔为倒三角形；子宫颈管为梭形。

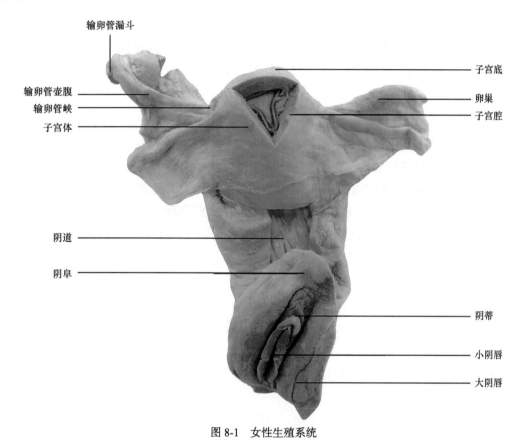

输卵管漏斗
输卵管壶腹
输卵管峡
子宫体
子宫底
卵巢
子宫腔
阴道
阴阜
阴蒂
小阴唇
大阴唇

图 8-1　女性生殖系统

3. 在女性盆腔标本上，观察维系子宫位置的韧带。从子宫两侧缘至盆腔侧壁的双层膜状结构为子宫阔韧带。起于子宫角，走行于子宫阔韧带内，穿过腹股沟管的圆索状韧带为子宫圆韧带。自子宫颈到盆腔侧壁的韧带是子宫主韧带。自子宫颈到骶骨的韧带为骶子宫韧带。

4. 观察子宫口的形态。未产妇或剖宫产的经产妇子宫口为圆形（图8-2A），经阴道分娩的经产妇子宫口为横裂状（图8-2B）。

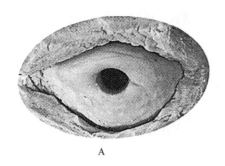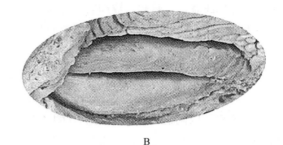

A   B

图 8-2 　子宫口

（四）阴道（vagina）

在女性盆腔正中矢状切标本上（图 6-2，图 8-1），观察阴道的位置和形态。阴道上部包绕子宫颈阴道部，二者之间形成阴道穹。阴道穹可分为前部、左右侧部和后部。阴道穹后部最深，后方与直肠子宫陷凹毗邻。

（五）女性外阴（vulva）

在游离女性外生殖器标本上（图 8-1），观察外阴的结构，包括阴阜、大小阴唇、阴蒂、阴道前庭、前庭大腺和前庭球。女性外阴上有阴毛覆盖的部分为阴阜。两侧皮肤皱襞纵行隆起为大阴唇。大阴唇内侧较小的皮肤皱襞为小阴唇。两侧大阴唇前端连合的后方为阴蒂。小阴唇之间的部分为阴道前庭。在阴道前庭上有一前一后两个开口，为尿道外口和阴道口。前庭球位于大阴唇皮下，阴道前庭的两侧。前庭大腺位于阴道口两侧，与前庭球后内侧端相接，形如豌豆。

（六）乳房（breast）

在整体标本上，观察乳房的位置和形态。乳房是位于胸前壁的半球形结构。在游离的乳房标本上，观察乳房的结构。乳房正中隆起为乳头。围绕乳头的一圈皮肤颜色较深，为乳晕。从乳头向周围排列成辐射状的小管为输乳管。输乳管在接近乳头时膨大形成输乳管窦。乳腺被结缔组织分隔成 15～20 个乳腺小叶。乳腺周围的纤维组织与皮肤及胸肌筋膜之间的纤维束，为乳房悬韧带，可对乳房起固定作用。

四、填 图

女性内生殖器

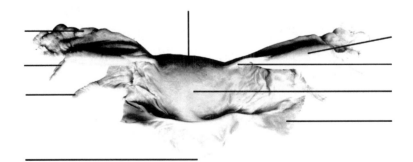

五、思　考　题

1. 试述子宫的位置、形态、分部及固定装置。

2. 试述输卵管的分部；女性输卵管结扎手术应该在输卵管的哪一段进行？为什么？

3. 试述阴道穹的位置和分部；直肠子宫陷凹积液时，为什么经阴道穹后部进行引流？

填图及思考题答案

（武莹莹）

第三篇 脉管系统

第九章 心血管系统

心血管系由心、动脉、静脉和毛细血管组成，其内有血液循环流动。血液循环可分为相互连续的体循环和肺循环两部分。心血管系统的基本功能是进行血液与组织、细胞之间的物质和气体交换。体循环的主要作用是将营养物质和氧气运送到身体各部位的组织和细胞，又将细胞、组织的代谢产物运送到排泄器官，保证组织和细胞的新陈代谢正常进行。肺循环的主要功能是使人体内含氧量低的静脉血转变为含氧丰富的动脉血，使血液获得氧气。

第一节 心

一、概　述

心脏是中空性的肌性器官，是循环系统中的动力装置，并具有内分泌功能。心脏的作用是推动血液流动，向器官、组织提供充足的血流量，以供应氧和各种营养物质，并带走代谢的终产物，使细胞维持正常的代谢和功能。

通过实验观察，查明心血管系统的组成和心脏的位置、形态、结构，理解心血管系统血液循环与功能的关系。

二、实验要求

1. 观察心血管系统的组成。
2. 观察心的位置、外形及各腔位置、形态和结构。
3. 观察心传导系的组成和位置。
4. 观察心的血管分布和体表投影。
5. 观察心壁构造和心包的形态结构。

三、实验内容

（一）心的位置与外形

1. 在打开胸前壁的整体标本上观察，可见心位于纵隔内、膈的上方，居两肺之间，其外裹以心包。翻开心包的前份，即可见心呈圆锥形，约 2/3 在身体正中矢状面的左侧，1/3 在正中矢状面的右侧。

2. 将离体完整心置于解剖位置（图 9-1），配合心模型观察。心形似倒置的圆锥体，有一尖、一底、两面、三缘和四条沟。

辨认朝向左前下方的心尖和朝向右后上方的心底，后者与出入心的大血管相连。心的前面或胸肋面朝向前方，心的下面或膈面贴在膈上。心的右缘较锐利，左缘钝圆，下缘近水平位。观察心表面近心底处几乎呈环形的冠状沟，将心脏分为上部较小的心房、下部较大的心室。在心室的前、下面可见各有一条纵沟，为前室间沟和后室间沟，是左、右心室分界的表面标志。前、后室间沟在心尖右侧的会合处稍凹陷，为心尖切迹。右心房与右上、下肺静脉交界处的浅沟为后房间沟，是左、右心房分界的表面标志。心表面的冠状沟、前室间沟及后室间沟因被血管和脂肪充填，故不甚明显。后房间沟、后室间沟与冠状沟的相交处即房室交点。

（二）心的各腔

心有四个腔，即左心房、右心房、左心室和右心室。左、右心房之间有房间隔；左、右心室之间有室间隔。心房与心室之间的开口为房室口。把切开的离体心或心模型放在解剖位置上（图9-2、图9-3），分别观察右心房、右心室、左心房和左心室的内部结构。

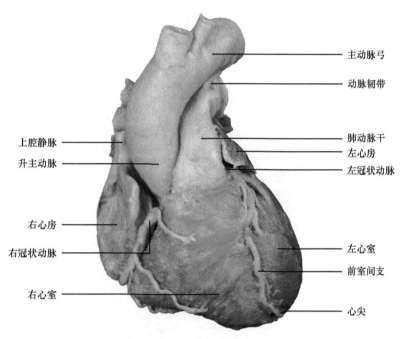

图 9-1　心的前面观

主动脉弓
动脉韧带
上腔静脉
升主动脉
肺动脉干
左心房
左冠状动脉
右心房
右冠状动脉
左心室
前室间支
右心室
心尖

1.右心房（right atrium） 由前部的固有心房和后部的腔静脉窦构成，两者以表面的界沟和内面的界嵴为界。右心房向左前方突出的部分为右心耳。固有心房内面有梳状肌，腔静脉窦内面光滑，辨认右心房后上方的入口为上腔静脉口，后下方的入口为下腔静脉口，前下方的出口为右房室口，在下腔静脉口与右房室口之间有冠状窦口。在房间隔右心房侧中下部有一卵圆形浅窝，即卵圆窝。房间隔右心房侧前上部可见主动脉隆凸。

2.右心室（right ventricle） 位于右心房的左前下方。将右心室前壁打开，可见其室腔呈倒置的圆锥形，辨认室上嵴，为流入道和流出道的分界。流入道的入口为右房室口，呈卵圆形，约容纳3个指尖大小，其周围有三尖瓣复合体（三尖瓣环、三尖瓣、腱索和乳头肌）。流入道的室壁有肉柱，其中的隔缘肉柱横过室腔到室间隔。右心室腔向左上方延伸的部分为流出道，又称动脉圆锥。查看动脉圆锥上端右心室的出口，即肺动脉口，周缘附有三片呈半月形的肺动脉瓣。

3.左心房（left atrium） 位于心底部，其向右前突出的部分为左心耳。查看左心房后壁的四个入口，即肺静脉口，左、右各两个。打开房壁，观察前下部的出口，即左房室口，通向左心室。

4. 左心室（left ventricle） 位于右心室的左后方，室壁厚度约是右心室的三倍。翻开左心室前壁，可见左心室内腔呈倒置的圆锥形，其底部有出、入两口，入口在左后方，即左房室口，比右房室口略小，在其周围辨认二尖瓣复合体（二尖瓣环、二尖瓣、腱索和乳头肌）；查看位于右前方的出口，即主动脉口，周缘附有三片呈半月形的主动脉瓣。左心室腔以二尖瓣前尖为界分为左心室流入道和流出道。流入道内壁有肉柱，左心室的肉柱比右心室细小，排列复杂。流出道又称主动脉前庭，是左心室前内侧的部分，内壁光滑。

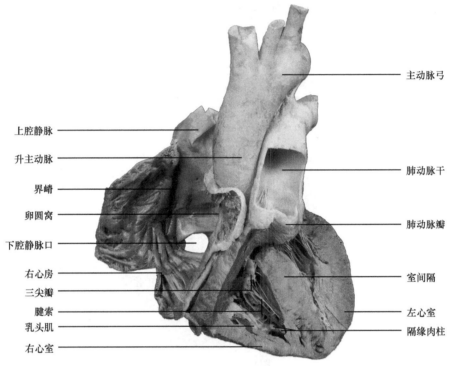

图 9-2　心的剖面观

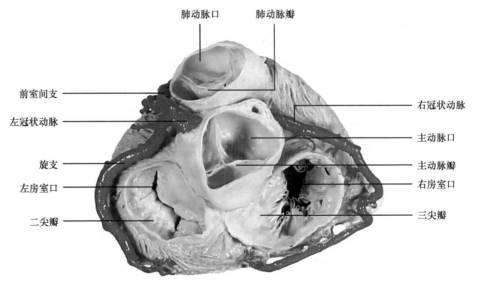

图 9-3　心沿冠状沟的剖面观

（三）心壁的构造

用已切开的心观察，心壁由内向外为心内膜、心肌层和心外膜三层。

1. 心内膜　衬贴于心房、心室的内面，薄而光滑。

2. 心肌层　由心肌组成，心室肌比心房肌发达，理解左、右心室肌的厚度与功能关系。

3. 心外膜　被覆于心肌表面，为浆膜心包的脏层。

（四）心的传导系统

心传导系统由特殊的心肌纤维构成，包括窦房结、房室结和房室束及其分支等。传导系统各结构在人心的解剖标本上不易辨认，心传导系统可在牛心标本上观察。

1. 窦房结（sinuatrial node）　位于上腔静脉与右心房交界处的心外膜深面。

2. 房室结（atrioventricular node）　位于冠状窦口与右房室口之间的心内膜深面，相当于 Koch 三角的尖端。

3. 房室束（atrioventricular bundle）　由房室结发出，沿室间隔分为左、右两支。右束支较细，在室间隔右侧心内膜深面下降；左束支沿室间隔左侧心内膜深面下行。左、右两支在心室内逐渐分为许多细小分支，最后形成浦肯野纤维网，与一般心室肌纤维相连。

（五）心的血管

用离体心标本配合模型观察（图 9-2、图 9-3）。

1. 动脉　左、右冠状动脉为营养心的两条动脉主干。两条动脉均起始于升主动脉，行于心外膜深面。

（1）左冠状动脉（left coronary artery）：起自升主动脉根部左侧，经左心耳与肺动脉之间左行，即分为前室间支和旋支。观察前室间支沿着前室间沟走向心尖；旋支沿冠状沟向左行，绕过心左缘至心的膈面。

（2）右冠状动脉（right coronary artery）：起自升主动脉根部右侧，经肺动脉与右心耳之间沿冠状沟向右行，绕心右缘至冠状沟后部，观察后室间支沿后室间沟下行。

2. 静脉　在心的膈面观察，在左心房与左心室之间的冠状沟内一短粗静脉干，为冠状窦，它收集了心大静脉、心中静脉和心小静脉的血液，经冠状窦口注入右心房。

（六）心包（pericardium）

心包是包在心的外面及大血管根部的囊状结构。在未切开和已切开心包的标本上观察。心包为包裹心和大血管根部的锥形囊，包括纤维心包和浆膜心包两部分。浆膜心包又分为脏层和壁层：脏层紧贴在心表面，即心外膜；壁层贴于纤维心包的内面。探查浆膜心包的脏、壁两层在大血管根部互相移行，两层间形成的腔隙，即为心包腔。纤维心包紧贴在浆膜心包壁层的外面，上方移行为大血管的外膜，下方愈着于膈肌。

（七）心的体表投影

在整体标本和自己身上定位。

四、填 图

心的结构

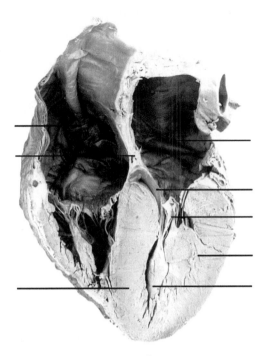

五、思 考 题

填图及思考题答案

1. 简述心的位置和外形。

2. 简述右心房内主要的结构。

3. 简述右心室内主要的结构

4. 心的传导系包括哪些结构？有何作用？

5. 简述心包及心包腔的构成。

（冷水龙）

第二节 动 脉

一、概 述

动脉是运送血液离开心的血管，由心室发出后，反复分支，可分为大、中、小动脉，最后移行为毛细血管。动脉管壁较厚，平滑肌较发达，能承受较大的压力。动脉具有舒缩性和弹性，随心脏的收缩、血压的高低而搏动。动脉通过改变管腔的大小，从而影响局部血流量和血液阻力，维持和调节血压。

通过实验观察，查明全身各主要动脉及其分支的行程及分布情况，理解这些结构与功能的关系。

二、实验要求

1. 查看肺循环和体循环的途径。

2. 观察肺动脉干及其分支的位置。

3. 观察动脉韧带的位置。

4. 观察主动脉的分段及其重要分支。

5. 观察主动脉弓、颈总动脉、颈外动脉的起始、走行、主要分支及分布范围。观察颈动脉窦的位置和形态。

6. 观察锁骨下动脉、腋动脉、肱动脉、尺动脉、桡动脉的起始、走行和分布范围。观察掌浅弓和掌深弓的位置、组成和分支。

7. 观察胸主动脉、腹主动脉及其主要分支的起始、走行和分布范围。

8. 观察腹腔干、肠系膜上下动脉的起始、走行、主要分支和分布范围。

9. 观察髂总动脉、髂内动脉的起始、走行、主要分支和分布范围。

10. 观察髂外动脉、股动脉、腘动脉、胫前动脉、胫后动脉的起始、走行和分布范围。

三、实验内容

（一）肺循环的动脉

在打开胸前壁的整体标本和离体心标本上观察，肺动脉（pulmonary trunk）以一短干起自右心室，即肺动脉干，它沿主动脉前方上升，至主动脉弓下方分为左、右肺动脉，分别经左、右肺门入肺。在肺动脉分叉稍左侧，其与主动脉弓下缘之间由一短纤维索相连，此纤维索为动脉韧带，是胚胎时期动脉导管闭锁后的遗迹。

（二）体循环的动脉

1. 主动脉（aorta） 在已打开胸、腹前壁的整体标本上观察主动脉的各段。

（1）升主动脉（ascending aorta）：配合离体心脏标本观察。升主动脉（图9-1）起自左心室主动脉口，向右前上方斜行达右侧第2胸肋关节处，移行为主动脉弓。左、右冠状动脉发自升主动脉根部。

（2）主动脉弓（aortic arch）：是升主动脉的延续，弓形弯向左后方，至第4胸椎水平移行为降主动脉。在主动脉弓的凸侧，发出营养头、颈和上肢的血管，从右至左依次为头臂干、左颈总动脉和左锁骨下动脉。头臂干在右胸锁关节后面，又分为右颈总动脉和右锁骨下动脉。

（3）降主动脉：是主动脉弓的延续，以主动脉裂孔为界，又分为胸主动脉和腹主动脉。

2. 头颈部的动脉

（1）颈总动脉（common carotid artery）：左、右各一，右侧起自头臂干、左侧起自主动脉弓，两者向上，至甲状软骨上缘处分为颈内动脉和颈外动脉（图9-4）。

观察在颈总动脉分叉处的两个重要结构，即颈动脉窦和颈动脉小球。颈动脉窦为颈内动脉起始部的膨大部分。颈动脉小球位于颈内、外动脉分叉处的后方，为红褐色的麦粒大小的椭圆形结构。

（2）颈外动脉（external carotid artery）：由颈总动脉发出后，经胸锁乳突肌深面上行，至颞下颌关节附近，分为颞浅动脉和上颌动脉两条终支。颈外动脉分布于颈部、头面部和硬脑膜等，观察其主要分支：

1）甲状腺上动脉：自颈外动脉起始部前面发出，向前下方至甲状腺上端，分支营养甲状腺及喉。

2）面动脉：在下颌角高度起自颈外动脉，经过下颌下腺的深面，在咬肌前缘绕下颌骨下缘达面部，再经口角和鼻翼外侧迂曲向上，至眼内眦，改名为内眦动脉。

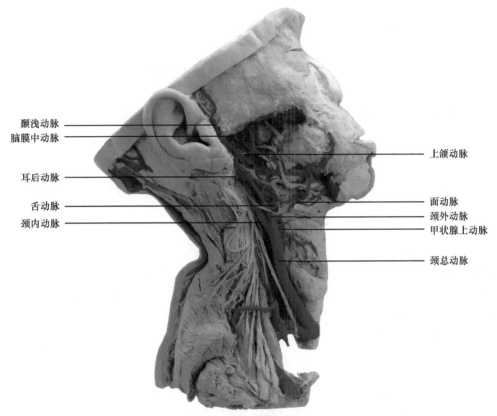

图 9-4　颈外动脉及其分支

3）颞浅动脉：为颈外动脉终支之一，在耳屏前方上升，越过颧弓根至颞部，分支营养腮腺、眼轮匝肌、额肌和头顶颞部的浅层结构。

4）上颌动脉：是颈外动脉另一终支，在下颌颈部起自颈外动脉。向前行达上颌骨后面。沿途分布于下颌牙齿、咀嚼肌、鼻腔、腭扁桃体等。观察进入颅内的分支——脑膜中动脉，自棘孔入颅，分布于硬脑膜。

（3）颈内动脉（internal carotid artery）：由颈总动脉发出后，向上经颅底颈动脉管入颅腔，分支营养脑和视器。

（4）锁骨下动脉（subclavian artery）：左侧起自主动脉弓，右侧起自头臂干。查看锁骨下动脉呈弓形经胸膜顶前方，穿斜角肌间隙，在锁骨下方越过第1肋，进入腋窝，改名为腋动脉（图9-5）。观察其主要分支：

1）椎动脉：为锁骨下动脉最内侧一较粗的分支，向上穿第 6 至第 1 颈椎横突孔，经枕骨大孔入颅，营养脑和脊髓。

2）胸廓内动脉：起自锁骨下动脉的下面，与椎动脉的起始处相对，在第 1 ～ 6 肋软骨后面下行，可见其一个终支进入腹直肌鞘内，即腹壁上动脉。胸廓内动脉沿途分支至肋间肌、乳房、心包、膈和腹直肌。

　　3）甲状颈干：短而粗，位于椎动脉外侧。观察其主要分支——甲状腺下动脉，横过颈总动脉等后面，至甲状腺下端的后方，分数支进入腺体。

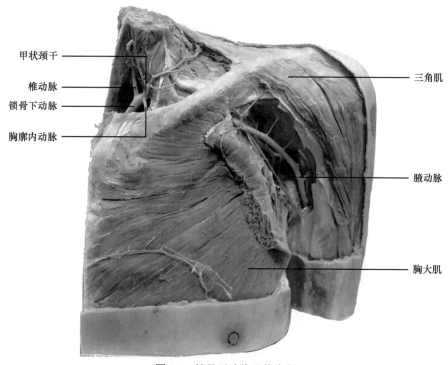

甲状颈干

椎动脉

锁骨下动脉

胸廓内动脉

三角肌

腋动脉

胸大肌

图 9-5　锁骨下动脉及其分支

　　3. 上肢的动脉

　　（1）腋动脉（axillary artery）：在第 1 肋外缘续自锁骨下动脉，经腋窝至大圆肌下缘改名为肱动脉。查看腋动脉的内侧有腋静脉伴行，周围有臂丛包绕。腋动脉主要分支分布于胸肌、背阔肌和乳房等处。

　　（2）肱动脉（brachial artery）：是腋动脉的直接延续，查看其沿肱二头肌内侧沟与正中神经伴行，向下至肘窝，平桡骨颈处分为桡动脉和尺动脉。

　　（3）桡动脉（radial artery）：为肱动脉终支之一。查看其经肱桡肌与旋前圆肌之间，继而在肱桡肌与桡侧腕屈肌之间下行至桡腕关节处绕到手背，然后穿第 1 掌骨间隙至手掌深面，与尺动脉的掌深支吻合，构成掌深弓。

　　（4）尺动脉（ulnar artery）：斜跨肘窝，在尺侧腕屈肌和指浅屈肌间下行，至桡腕关节处，经豌豆骨的外侧入手掌，观察其终支与桡动脉的掌浅支吻合形成掌浅弓。

　　（5）掌浅弓（superficial palmar arch）与掌深弓（deep palmar arch）：利用掌浅弓、掌深弓标本示教（图 9-6、图 9-7）。

　　1）掌浅弓：位于掌腱膜深面，指屈肌腱的浅面，由尺动脉的终支和桡动脉的掌浅支构成。观察掌浅弓向远侧发出的四条分支，内侧支供应小指尺侧缘，其余三条为指掌侧总动脉。在掌指关节处各又分为两条指掌侧固有动脉，供应 2～5 指的相对面。

　　2）掌深弓：位于指屈肌腱的深面，由桡动脉的终支和尺动脉的掌深支构成，血液主要来自桡动脉。掌深弓很细，观察由它发出的三条分支掌心动脉，向远侧至掌骨头附近注入指掌侧总动脉。

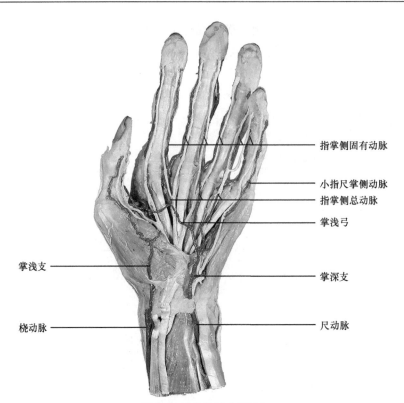

指掌侧固有动脉

小指尺掌侧动脉

指掌侧总动脉

掌浅弓

掌浅支

掌深支

桡动脉

尺动脉

图 9-6 手的动脉（浅层）

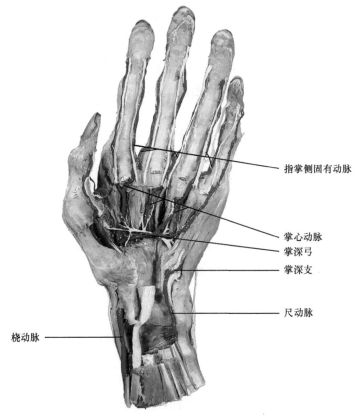

指掌侧固有动脉

掌心动脉

掌深弓

掌深支

尺动脉

桡动脉

图 9-7 手的动脉（深层）

4. 胸部的动脉 在打开胸前壁的整体标本上观察，胸主动脉（thoracic aorta）位于脊柱的左前方，上平第 4 胸椎高度续自主动脉弓，向下斜行至脊柱前面，在第 8、9 胸椎水平与食管交叉（在食管之后），向下平第 12 胸椎处穿膈的主动脉裂孔，进入腹腔延续为腹主动脉。胸主动脉的主要分支有壁支和脏支。

（1）壁支：主要为肋间后动脉，共 9 对，走行于第 3～11 肋间隙中，位于相应肋骨的肋沟内，还有 1 对肋下动脉沿第 12 肋下缘走行。壁支主要分布到胸、腹壁的肌和皮肤。

（2）脏支：细小，主要有支气管支、心包支和食管支，营养同名器官。

5. 腹部的动脉 先在腹腔深层标本上观察腹主动脉（abdominal aorta），可见腹主动脉在脊柱的左前方下行，约在第 4 腰椎高度分为左、右髂总动脉。腹主动脉分支有脏支和壁支，主要观察脏支。

（1）腹腔干（coeliac trunk）：在肝与胃之间，可见短而粗的腹腔干，起自腹主动脉起始部前壁，并立即分为胃左动脉、肝总动脉和脾动脉 3 支，主要营养胃、肝、胆囊、胰、十二指肠和食管腹段等处（图 9-8）。

1）胃左动脉（left gastric artery）：向左上行至胃的贲门处再沿胃小弯向右行。

2）肝总动脉（common hepatic artery）：向右行，至十二指肠上部的上缘分为肝固有动脉和胃十二指肠动脉。其中肝固有动脉向上走向肝门，途中发出的胃右动脉沿胃小弯向左行，与胃左动脉吻合形成动脉弓。胃十二指肠动脉经幽门后方至胃的下缘分出胃网膜右动脉，沿胃大弯向左行。

3）脾动脉（splenic artery）：把胃向上翻起，可见脾动脉沿胰的上缘向左行至脾门，进入脾前发出胃短动脉和胃网膜左动脉。胃网膜左动脉沿胃大弯向右行，与胃网膜右动脉吻合。

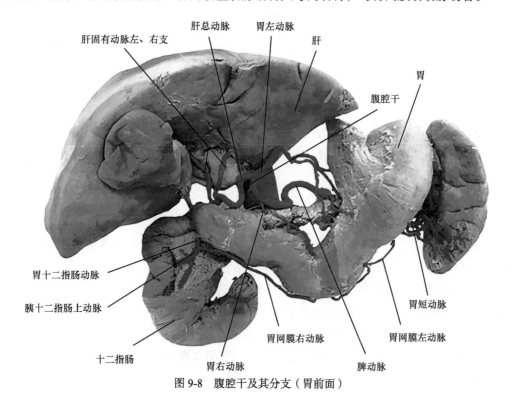

图 9-8 腹腔干及其分支（胃前面）

（2）肠系膜上动脉（superior mesenteric artery）：约平第 1 腰椎水平起自腹主动脉。查看其经胰和十二指肠之间进入小肠系膜根内，分支分布于胰和十二指肠以下至结肠左曲之间的肠管（图 9-9）。

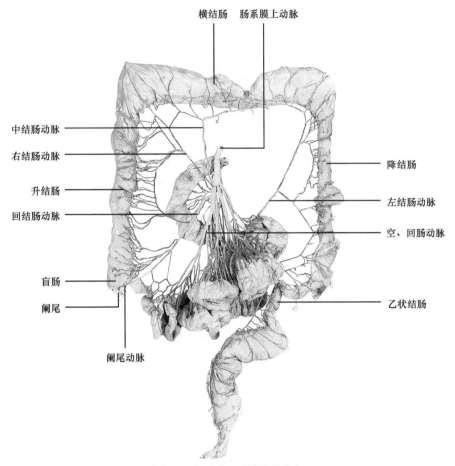

图 9-9　肠系膜上动脉及其分支

1）空肠动脉和回肠动脉：13～18 条，从肠系膜上动脉左侧壁发出，至空、回肠壁。

2）回结肠动脉：从肠系膜上动脉右侧壁的最下部发出，至回盲部。其中有分支阑尾动脉，至阑尾。

3）右结肠动脉：在回结肠动脉上方发出，至升结肠。

4）中结肠动脉：从肠系膜上动脉右侧壁的上部发出，至横结肠。

（3）肠系膜下动脉（inferior mesenteric artery）：约平第 3 腰椎处起自腹主动脉。查看其向左下方走行，分支分布于结肠左曲以下至直肠上部的肠管（图 9-10）。

1）左结肠动脉：从肠系膜下动脉左侧壁发出，至降结肠。

2）乙状结肠动脉：2～3 条，走向左下方，至乙状结肠。

3）直肠上动脉：肠系膜下动脉向下的延续，至直肠上部。

（4）肾动脉（renal artery）：为一对粗大的动脉，约平第 2 腰椎处发自腹主动脉，水平横向外侧，经肾门入肾。

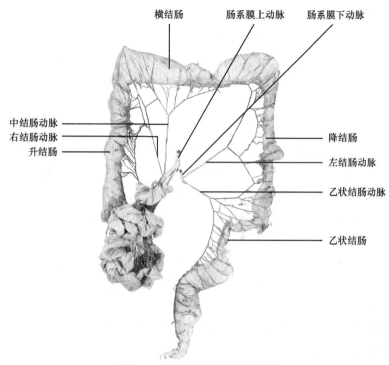

图 9-10 肠系膜下动脉及其分支

6. 盆部的动脉

（1）髂总动脉（common iliac artery）：腹主动脉平对第 4 腰椎处分为左、右髂总动脉。查看髂总动脉向外侧行至骶髂关节处分为髂内动脉和髂外动脉（图 9-11）。

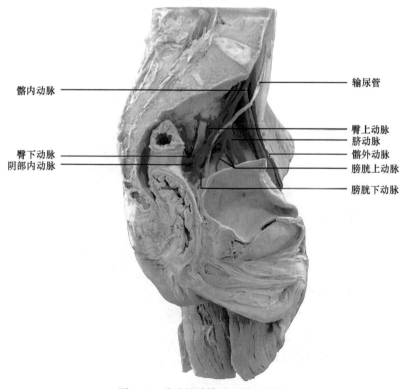

图 9-11　盆腔的动脉（左侧，男性）

（2）髂内动脉（internal iliac artery）：是一短干，向下进入盆腔，分支分布于盆内脏器及盆壁。示教下列动脉：直肠下动脉、子宫动脉、阴部内动脉。

（3）髂外动脉（external iliac artery）：是输送血液至下肢的主干，它沿腰大肌内侧缘下降，经腹股沟韧带深面至股部，移行为股动脉。查看髂外动脉在腹股沟韧带上方发出的腹壁下动脉，行向上内至腹直肌鞘。

7. 下肢的动脉

（1）股动脉（femoral artery）：在腹股沟韧带中点深面续自髂外动脉，向下穿收肌腱裂孔达腘窝，改名为腘动脉。在股三角内查看，股动脉居中，其内侧有股静脉，外侧有股神经。股动脉较大的分支为股深动脉。它行向后内下方，分支营养大腿诸肌。

（2）腘动脉（popliteal artery）：位于腘窝深部，为股动脉的延续，向下至腘窝下角处分为胫前动脉和胫后动脉。

（3）胫后动脉（posterior tibial artery）：是腘动脉终支之一，行于小腿后群肌深、浅两层之间，向下经内踝与跟腱之间达足底，分为足底内侧动脉和足底外侧动脉。胫后动脉分布于小腿后群肌、外侧群肌和足底肌。

（4）胫前动脉（anterior tibial artery）：发出后向前穿小腿骨间膜至小腿前群肌之间下行，经踝关节前方移行为足背动脉。

四、示　　教

上肢的血管示教视频

五、填　　图

腹部的动脉

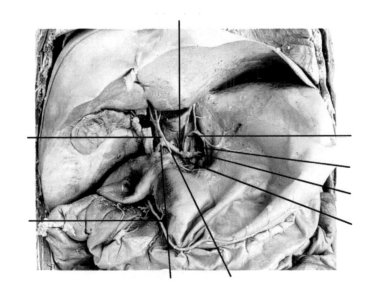

六、思 考 题

1. 血液从右心房经何途径到达肝脏？（用箭头表示）

2. 血液从右心房经何途径到达右手中指？（用箭头表示）

3. 腹主动脉不成对的脏支及其分支分别有哪些？

4. 供应胃的动脉分别有哪些？它们的上一级动脉分别是什么？

填图及思考题答案

（孙向东　贺小松）

第三节　静　脉

一、概　述

静脉是运送血液回心的血管，起始于毛细血管，止于心房。在结构和配布方面，静脉有下列特点。

1. **静脉瓣**　成对，半月形，游离缘朝向心。静脉瓣有保证血液向心流动和防止血液逆流的作用。

2. 体循环静脉分浅、深两类。浅静脉位于皮下浅筋膜内，又称皮下静脉。浅静脉不与动脉伴行，最后注入深静脉。深静脉位于深筋膜深面或体腔内，与动脉伴行，又称伴行静脉。深静脉的名称和行程与伴行动脉相同，引流范围与伴行动脉的分布范围大体一致。

3. 静脉的吻合比较丰富。浅静脉常吻合成静脉网，深静脉常在脏器周围吻合成静脉丛。在器官扩张或受压的情况下，静脉丛仍能保证血流通畅。

全身的静脉分为肺循环的静脉和体循环的静脉。体循环静脉包括上腔静脉系、下腔静脉系（含肝门静脉系）和心静脉系。

二、实 验 要 求

1. 观察上、下腔静脉的组成及其主要属支的起止和行程。

2. 观察肝门静脉系的组成、结构特点与主要属支，了解其与上、下腔静脉系的吻合途径。

三、实 验 内 容

（一）肺循环的静脉

在心肺原位标本和游离的心、肺标本上查看两对肺静脉（pulmonary vein）开口于左心房的位置。

（二）体循环的静脉

在游离心脏标本的右侧观察，右心房的上端有上腔静脉的入口，右心房的下端有下腔静脉和冠状窦的开口。

1. **上腔静脉系**　由上腔静脉及其属支组成，收集头颈部、上肢和胸部（心除外）等上半身的静脉血。

（1）头颈部静脉：在头面部的标本上观察。

1）浅静脉

①面静脉：与面动脉伴行。

②颞浅静脉：与颞浅动脉伴行。

③颈外静脉：由下颌后静脉的后支与耳后静脉和枕静脉在下颌角处汇合而成，沿胸锁乳突肌

表面下行，在锁骨上方穿深筋膜，注入锁骨下静脉或静脉角。

④颈前静脉：沿颈前正中线两侧下行，注入颈外静脉末端或锁骨下静脉。

2）深静脉

①颈内静脉：于颈静脉孔处续自乙状窦，在颈动脉鞘内沿颈内动脉和颈总动脉外侧下行，至胸锁关节后方与锁骨下静脉汇合成头臂静脉（图 9-12）。

②锁骨下静脉：在第 1 肋外侧续自腋静脉，向内行于腋动脉的前下方，至胸锁关节后方与颈内静脉汇合成头臂静脉（图 9-12）。

在两静脉汇合处查看静脉角（venous angle），其是淋巴导管的注入部位。

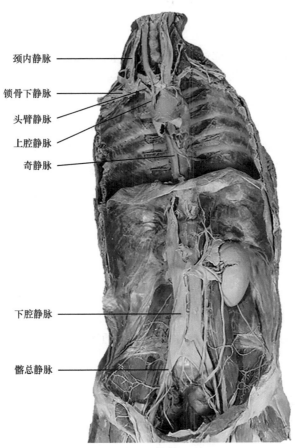

颈内静脉
锁骨下静脉
头臂静脉
上腔静脉
奇静脉

下腔静脉

髂总静脉

图 9-12　上、下腔静脉及其属支

（2）上肢静脉：在上肢静脉的标本上观察。

1）浅静脉

①头静脉（cephalic vein）：起自手背静脉网的桡侧。查看其沿前臂下部的桡侧、前臂上部和肘部的前面及肱二头肌外侧沟上行，再经三角肌与胸大肌间沟行至锁骨下窝，穿深筋膜注入腋静脉或锁骨下静脉（图 9-13）。

②贵要静脉（basilic vein）：起自手背静脉网的尺侧。查看其沿前臂尺侧上行，于肘部转至前面，在肘窝处接受肘正中静脉，再经肱二头肌内侧沟行至臂中点平面，穿深筋膜注入肱静脉，或伴肱静脉上行，注入腋静脉（图 9-13）。

③肘正中静脉（median cubital vein）：变异较多，通常在肘窝处连接头静脉。

④前臂正中静脉：起自手掌静脉丛，沿前臂前面上行，注入肘正中静脉。前臂正中静脉有时分叉，分别注入头静脉和贵要静脉，因而不存在肘正中静脉。临床上常用手背静脉网、前臂和肘部前面的浅静脉取血、输液和注射药物。

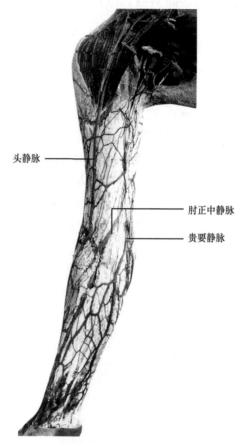

头静脉

肘正中静脉

贵要静脉

图 9-13　上肢浅静脉

2）深静脉：从手掌至腋窝均与同名动脉伴行，在臂部以下为双伴行。

（3）胸部静脉：在打开胸前壁后的心、肺原位标本上观察。

1）头臂静脉（brachiocephalic vein）：由颈内静脉和锁骨下静脉在胸锁关节后方汇合而成（图 9-12）。可见左头臂静脉比右头臂静脉长，向右下越过左锁骨下动脉、左颈总动脉和头臂干的前面，至右侧第 1 胸肋结合处后方与右头臂静脉汇合成上腔静脉。头臂静脉还接受椎静脉、胸廓内静脉、肋间最上静脉和甲状腺下静脉等。

2）上腔静脉（superior vena cava）：由左、右头臂静脉汇合而成。查看其沿升主动脉右侧下行，至右侧第 2 胸肋关节后方穿纤维心包，平第 3 胸肋关节下缘注入右心房。在穿纤维心包之前，有奇静脉注入（图 9-12）。

3）奇静脉（azygos vein）：在右膈脚处起自右腰升静脉。查看其沿食管后方和胸主动脉右侧上行，至第 4 胸椎体高度向前勾绕右肺根上方，注入上腔静脉（图 9-12）。奇静脉沿途收集右侧肋间后静脉、食管静脉、支气管静脉和半奇静脉的血液。

4）半奇静脉（hemiazygos vein）：在左膈脚处起自左腰升静脉。查看其沿胸椎体左侧上行，约达第 8 胸椎体高度，经胸主动脉和食管后方向右跨越脊柱，注入奇静脉。半奇静脉收集左侧下部肋间后静脉、食管静脉和副半奇静脉的血液。

5）副半奇静脉（accessory hemiazygos vein）：沿胸椎体左侧下行，注入半奇静脉或向右跨过脊柱前面注入奇静脉。

2. 下腔静脉系 由下腔静脉（inferior vena cava）及其属支组成，主要收集腹部、盆部和下肢的静脉血。

（1）下肢静脉：比上肢静脉瓣膜多，浅静脉与深静脉之间的交通丰富。在下肢静脉的标本上可见：

1）浅静脉

①小隐静脉（small saphenous vein）：在足外侧缘起自足背静脉弓。观察其经外踝后方，沿小腿后面上行，至腘窝下角处穿深筋膜，再经腓肠肌两头之间上行，注入腘静脉。

②大隐静脉（great saphenous vein）：是全身最长的静脉（图 9-14）。观察其在足内侧缘起自足背静脉弓，经内踝前方，沿小腿内面、膝关节内后方、大腿内侧面上行，至耻骨结节外下方 3～4cm 处穿阔筋膜的隐静脉裂孔，注入股静脉。查看大隐静脉在注入股静脉之前接受股内侧浅静脉、股外侧浅静脉、阴部外静脉、腹壁浅静脉和旋髂浅静脉等 5 条属支。大隐静脉在内踝前方的位置表浅而恒定，是输液和注射的常用部位。

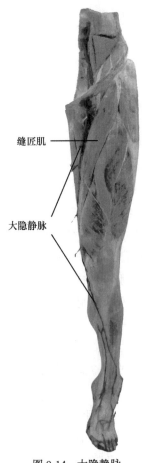

缝匠肌

大隐静脉

图 9-14 大隐静脉

2）深静脉：足和小腿的深静脉与同名动脉伴行，在小腿以下为双伴行。股静脉接受大隐静脉和与股动脉分支伴行的静脉。股静脉在腹股沟韧带的稍下方位于股动脉内侧，临床上常在此处作静脉穿刺插管。

（2）盆部静脉：主要有髂外静脉、髂内静脉及髂总静脉。在盆部静脉标本、模型上可见：

1）髂外静脉：是股静脉的直接延续。左髂外静脉沿髂外动脉的内侧上行，右侧髂外静脉先沿髂外动脉的内侧，后沿动脉的后方上行，至骶髂关节前方与髂内静脉汇合成髂总静脉。

2）髂内静脉：沿髂内动脉后内侧上行，与髂外静脉汇合成髂总静脉。髂内静脉的属支与同名动脉伴行。盆内脏器的静脉在器官壁内或表面形成丰富的静脉丛，这些静脉丛在盆腔器官扩张或受压迫时有助于血液回流。

3）髂总静脉：由髂外静脉和髂内静脉汇合而成。查看双侧髂总静脉伴髂总动脉上行至第5腰椎体右侧汇合成下腔静脉（图9-12）。左髂总静脉长而倾斜，先沿左髂总动脉内侧，后沿右髂总动脉后方上行。右髂总静脉短而垂直，先行于动脉后方，后行于动脉外侧。

（3）腹部静脉：主要有下腔静脉和肝门静脉及其属支。在打开胸腹壁，摘除腹腔脏器的标本可见：下腔静脉沿腹主动脉右侧和脊柱右前方上行，经肝的腔静脉沟，穿膈的腔静脉孔进入胸腔，再穿纤维心包注入右心房。下腔静脉的属支有壁支和脏支两种，多数与同名动脉伴行。

1）壁支：在去除一侧腰大肌的标本观察腰静脉。各腰静脉间可见纵行分支，相连成腰升静脉。左、右腰升静脉向上分别续为半奇静脉和奇静脉。

2）脏支

①睾丸（卵巢）静脉：沿腰大肌表面上升。查看左侧以直角汇入左肾静脉，右侧以锐角注入下腔静脉。

②肾静脉：在肾门处合为一干，经肾动脉前面向内行，注入下腔静脉。左肾静脉比右肾静脉长，跨越腹主动脉的前面，左肾静脉接受左睾丸（卵巢）静脉和左肾上腺静脉。

③肝静脉：在游离肝标本肝的脏面观察肝左静脉、肝中静脉和肝右静脉在腔静脉沟处注入下腔静脉。

3）肝门静脉系：由肝门静脉（hepatic portal vein）及其属支组成（图9-15），收集腹盆部消化道（食管腹段至直肠上段）、脾、胰和胆囊的静脉血。起始端和末端与毛细血管相连，管腔内无瓣膜。

在打开胸腹壁、含腹腔脏器的标本可见：肝门静脉多由肠系膜上静脉和脾静脉在胰头和胰体交界处的后面汇合而成，上行进入肝十二指肠韧带，在肝固有动脉和胆总管的后方上行至肝门，分为两支，分别进入肝左叶和肝右叶。查看肝门静脉的属支，包括肠系膜上静脉、脾静脉、肠系膜下静脉、胃左静脉、胃右静脉和附脐静脉等，多与同名动脉伴行。胃左静脉在贲门处与奇静脉和半奇静脉的属支吻合；胃右静脉接受幽门前静脉，幽门前静脉经幽门与十二指肠交界处前面上行，是手术中区别幽门和十二指肠上部的标志；附脐静脉起自脐周静脉网，沿肝圆韧带上行至肝下面注入肝门静脉；胆囊静脉注入肝门静脉主干或肝门静脉右支。

肝门静脉系与上、下腔静脉系之间的交通途径：①通过食管静脉丛；②通过直肠静脉丛；③通过脐周静脉网；④通过椎内、外静脉丛。

在正常情况下，肝门静脉系与上、下腔静脉系之间的交通支细小，血流量少。肝硬化、肝肿瘤、肝门处淋巴结肿大或胰头肿瘤等可压迫肝门静脉，导致肝门静脉回流受阻，此时肝门静脉系的血液经上述交通途径形成侧支循环，通过上、下腔静脉系回流。由于血流量增多，交通支变得粗大和弯曲，出现静脉曲张，如食管静脉丛、直肠静脉丛和脐周静脉丛曲张。理解肝硬化晚期的患者出现呕血、便血、脐周静脉曲张，甚至出现脾大和腹水的原因。

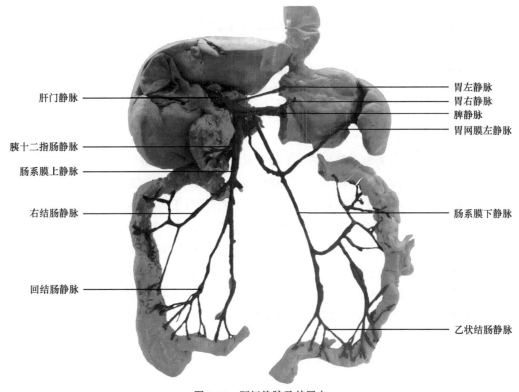

肝门静脉

胰十二指肠静脉

肠系膜上静脉

右结肠静脉

回结肠静脉

胃左静脉
胃右静脉
脾静脉
胃网膜左静脉

肠系膜下静脉

乙状结肠静脉

图 9-15　肝门静脉及其属支

四、填　图

上腔静脉系

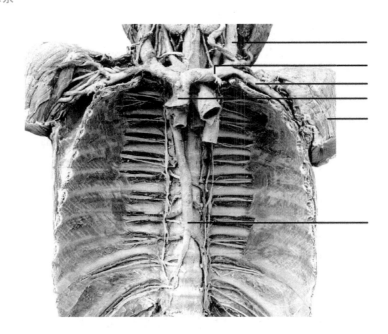

五、思　考　题

1. 试述奇静脉的起始、行程、注入部位及收集范围。

2. 试述大隐静脉的起始、行程、注入部位及主要属支。为什么大隐静脉容易发生静脉曲张？

3. 试述肝门静脉的组成、主要属支、结构特点和收集范围。

4. 某患者口服治疗阑尾炎的药物，请问该药物要依次经过哪些解剖结构到达阑尾？（用箭头表示）

5. 经手背静脉网输液治疗胆囊炎，药物需依次经过哪些循环途径到达胆囊？（用箭头表示）

6. 经臀大肌注射药物，需依次经过哪些循环途径到达心肌？（用箭头表示）

填图及思考题答案

（罗秀梅）

第十章 淋巴系统

一、概述

淋巴系统由淋巴管道、淋巴组织和淋巴器官组成。血液流经毛细血管动脉端时，一些成分经毛细血管壁进入组织间隙，形成组织液。组织液与细胞进行物质交换后，大部分经毛细血管静脉端吸收入静脉，小部分水分和大分子物质进入毛细淋巴管，形成淋巴。淋巴沿淋巴管道和淋巴结向心流动，最后流入静脉。因此，淋巴系统是心血管系统的辅助系统，协助静脉引流组织液。此外，淋巴器官和淋巴组织具有产生淋巴细胞、过滤淋巴和进行免疫应答的功能。

二、实验要求

1. 观察淋巴系统的组成。
2. 观察胸导管和右淋巴导管的行程和收集范围，了解人体各部的淋巴引流。

三、实验内容

（一）淋巴管道

1. 毛细淋巴管（lymphatic capillary） 以膨大的盲端起始，互相吻合成毛细淋巴管网，然后汇入淋巴管。毛细淋巴管的通透性较大，蛋白质、细胞碎片、异物、细菌和肿瘤细胞等均容易进入。上皮、角膜、晶状体、软骨、脑和脊髓等处无毛细淋巴管。

2. 淋巴管（lymphatic vessel） 由毛细淋巴管吻合而成，管壁结构与静脉相似。淋巴管内有很多瓣膜，具有防止淋巴逆流的功能。由于相邻两对瓣膜之间的淋巴管段扩张明显，淋巴管外观呈串珠状或藕节状。淋巴管分浅淋巴管和深淋巴管两类。浅淋巴管位于浅筋膜内，与浅静脉伴行。深淋巴管位于深筋膜深面，多与血管神经伴行。浅、深淋巴管之间存在丰富的交通。

3. 淋巴干（lymphatic trunk） 淋巴管注入淋巴结，由淋巴结发出的淋巴管在膈下和颈根部汇合成淋巴干。淋巴干包括成对的腰干、支气管纵隔干、锁骨下干、颈干和单条肠干，共九条。

4. 淋巴导管（lymphatic duct） 淋巴干汇合成两条淋巴导管，即胸导管和右淋巴导管，分别注入左、右静脉角。

（1）胸导管（thoracic duct）：是全身最大的淋巴管（图 10-1），平第 12 胸椎下缘高度起自乳糜池，经主动脉裂孔进入胸腔。查看其沿脊柱右前方和胸主动脉与奇静脉之间上行，至第 4～5 胸椎高度经食管左侧上行，经胸廓上口至颈部。在左颈总动脉和左颈内静脉的后方转向前内下方，注入左静脉角。胸导管末端有一对瓣膜，阻止静脉血逆流入胸导管。在标本上，胸导管末端常含有血液，外观似静脉。乳糜池位于第 1 腰椎前方，呈囊状膨大，接受左、右腰干和肠干。胸导管在注入左静脉角处接受左颈干、左锁骨下干和左支气管纵隔干。胸导管引流下肢、盆部、腹部、左上肢、左胸部和左头颈部的淋巴，即全身 3/4 部位的淋巴。

（2）右淋巴导管（right lymphatic duct）：长 1.0～1.5cm，由右颈干、右锁骨下干和右支气管纵隔干汇合而成，注入右静脉角。右淋巴导管引流右上肢、右胸部和右头颈部的淋巴，即全身 1/4 部位的淋巴。

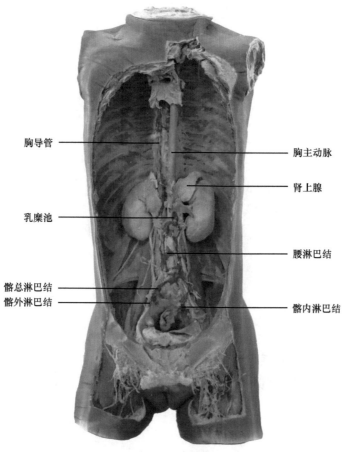

胸导管————胸主动脉

————肾上腺

乳糜池————

————腰淋巴结

髂总淋巴结————
髂外淋巴结————

————髂内淋巴结

图 10-1　胸导管

（二）淋巴组织

淋巴组织分弥散淋巴组织和淋巴小结两类。除淋巴器官外，消化、呼吸、泌尿和生殖管道以及皮肤等处含有丰富的淋巴组织，起着防御屏障的作用。

（三）淋巴器官

淋巴器官包括淋巴结、胸腺、脾和扁桃体。

1. 淋巴结(lymphatic node) 为大小不一的圆形或椭圆形灰红色小体，一侧隆凸，另一侧凹陷，凹陷中央处为淋巴结门。淋巴结多成群分布，数目不恒定。淋巴结按位置不同分为浅淋巴结和深淋巴结，主要功能是滤过淋巴、产生淋巴细胞和进行免疫应答。

2. 胸腺（thymus） 是中枢淋巴器官，培育、选择和向周围淋巴器官（淋巴结、脾和扁桃体）和淋巴组织（淋巴小结）输送 T 淋巴细胞。胸腺还有内分泌功能。

3. 脾（spleen） 是人体最大的淋巴器官，具有储血、造血、清除衰老红细胞和进行免疫应答的功能。脾位于左季肋区，胃底与膈之间，第 9 ～ 11 肋的深面，长轴与第 10 肋一致，正常时在左肋弓下触不到脾。脾呈暗红色，质软而脆，可分为膈、脏两面，前、后两端和上、下两缘。膈面光滑隆凸，对向膈；脏面凹陷，中央处有脾门，是血管、神经和淋巴管出入之处；前端较宽，朝向前外方，达腋中线；后端钝圆，朝向后内方，距离正中线 4 ～ 5cm；上缘较锐，朝向前上方，前部有 2 ～ 3 个脾切迹，脾大时，脾切迹是触诊脾的标志；下缘较钝，朝向后下方。

四、填　图

脾

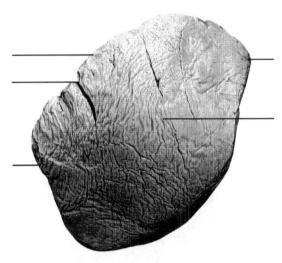

五、思　考　题

1. 淋巴系统是由哪些结构组成的？
2. 试述胸导管的行程、注入部位、主要属支及其引流范围。

填图及思考题答案

（罗秀梅）

第四篇 感觉器官

第十一章 视 器

一、概 述

视器（visual organ），也称为眼，包括眼球和眼副器两部分。眼球能接受外来光线的刺激，转化成神经冲动，通过神经传导至大脑的视觉中枢形成视觉，并参与视反射。眼副器对眼球起保护、支持和运动作用。

眼球是视器的主要部分，由眼球壁及其内的眼内容物组成。外膜（角膜和巩膜）、中膜（虹膜、睫状体和脉络膜）和内膜（视网膜）围成近似于球形的眼球壁，在其内容纳有房水、晶状体和玻璃体等三种眼内容物。眼副器包括眼睑、结膜、泪器和眼外肌等。

通过实验观察，查明视器各组成结构的位置、形态，理解这些结构与功能的关系。

二、实验要求

1. 观察视器的组成。
2. 观察眼球壁的构成及各层的结构，理解其结构特点和功能。
3. 查看屈光装置的组成和房水循环途径，理解晶状体调节在屈光作用中的重要地位。
4. 观察各眼球外肌的位置及肌束方向。

三、实验内容

（一）眼球壁

在眼球水平切模型上（图 11-1），观察眼球壁各层结构。

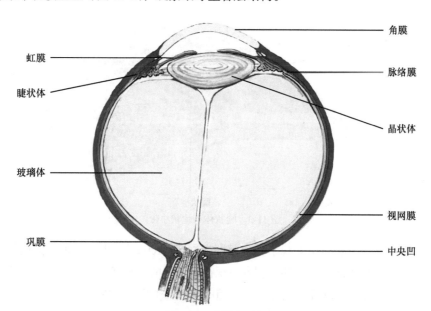

图 11-1 右眼水平切

1. **外膜** 互相对照观察，前部较小的无色透明部分为角膜（cornea），后部较大的呈乳白色的为巩膜（sclera）（图 11-2）。角膜与巩膜的交界处即角膜缘，其深面有一圆点，为环行的巩膜静脉窦切面（图 11-3）。理解巩膜静脉窦是房水循环的主要通道。

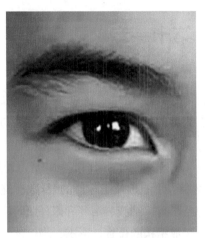

图 11-2　右眼前面观

2. **中膜** 由后向前分为脉络膜（choroid）、睫状体（ciliary body）和虹膜（iris）。脉络膜占中膜后部 2/3，富有血管和色素。将眼球模型角膜后方呈圆盘状、冠状位的虹膜取下，观察虹膜的形态、颜色、瞳孔及瞳孔周边辐射状的瞳孔开大肌和环形的瞳孔括约肌，理解其作用。查看脉络膜与虹膜之间断面呈三角形的睫状体，睫状体后部较平坦是睫状环；前 1/3 较肥厚，有 70 ～ 80 个放射状睫状突，经睫状小带与晶状体相连，理解其在调节晶状体曲度中的作用（图 11-3）。

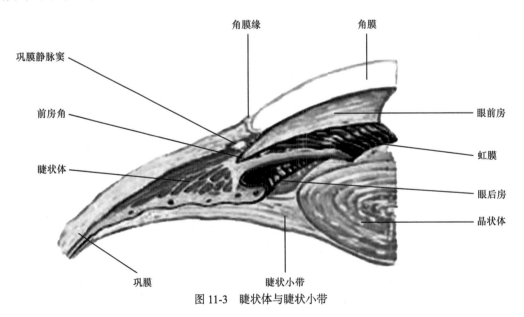

图 11-3　睫状体与睫状小带

3. **内膜** 在眼球水平切模型上观察，内膜即视网膜（retina），由后向前分为两部，视部即脉络膜部，盲部包括睫状体部和虹膜部。查看与视神经相连的视神经盘，其颞侧稍下方的黄斑及其内的中央凹（图 11-4）。理解视神经盘、黄斑是眼底镜检查的主要内容。

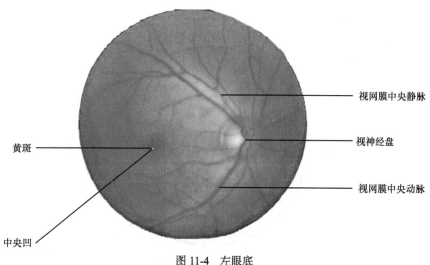

视网膜中央静脉

视神经盘

视网膜中央动脉

黄斑

中央凹

图 11-4 左眼底

（二）眼球内容物

在眼球水平切模型上（图 11-1），观察呈双凸透镜样的晶状体（lens），其曲度较大者为后面，较小者为前面，理解其在物体成像中的作用。在角膜与晶状体之间的眼房，充满房水（aqueous humor），被虹膜分为眼前房和眼后房两部分，二者借瞳孔相通；查看前房角，理解房水的产生和循环途径。晶状体后方无色透明的为玻璃体（vitreous body），对视网膜有支撑作用。角膜、房水、晶状体和玻璃体四者都是没有血管的无色透明结构，共同组成屈光装置，理解物体成像及近视、远视的原理。

（三）动物眼球实验

取新鲜猪眼，用手术刀作经视神经平面的水平切。切开角膜时流出的液体为房水，随后可见晶状体和玻璃体流出，晶状体弹性较好，玻璃体似果冻状。翻起猪眼球壁，对比模型观察外膜、中膜和内膜三层的结构。注意视网膜失去玻璃体的支撑，已经脱落。

（四）眼副器

1.眼睑（palpebrae）和结膜（conjunctiva） 互相对照观察眼睑的形状及眼睑内面的睑结膜、眼球表面的球结膜和移行处的穹窿结膜。

2.泪器 在眼标本上观察，位于眼眶外上方泪腺窝内的泪腺，以及眼眶内下方的泪点、泪小管、泪囊和鼻泪管。

3.眼球外肌 在眼外肌标本上，观察 7 块眼外肌的位置。4 条直肌和上斜肌均起自视神经管周围及眶上裂内侧的总腱环，直肌分别沿眼眶上、下、内侧、外侧壁前行，至眼球赤道（中纬线）的前方止于巩膜；上斜肌经眶内侧壁前上方的滑车转向后外，于上直肌与外直肌之间止于眼球赤道的后方；下斜肌自眶下壁向后外也止于眼球赤道的后方。上睑提肌位于上直肌上方，自总腱环向前移行为腱膜、止于上眼睑。牵拉眼外肌观察眼球的运动方向（图 11-5）。

在眼外肌模型上，模拟眼外肌收缩状态，观察眼球前部的转动方向。内、外直肌收缩时，分别使瞳孔转向内侧和外侧；上、下直肌（起点靠内侧，止点靠外侧）收缩时，分别使瞳孔转向内上、内下方；上斜肌收缩时，牵拉眼球后部向内上转动，使瞳孔转向外下方；下斜肌收缩时，牵拉眼球后部向内下移动，使瞳孔转向外上方。

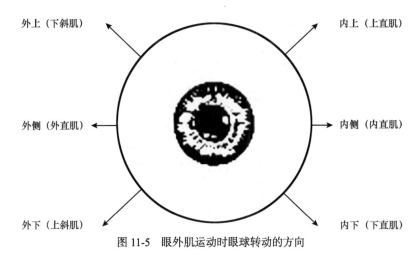

图 11-5　眼外肌运动时眼球转动的方向

四、思 考 题

思考题答案

1. 临床通过眼底镜观察，可看到什么结构？有什么临床意义？

2. 试述房水的产生及循环途径。

3. 睫状肌如何调节晶状体曲度？

4. 试述眼外肌的作用。

5. 外界光线投射至视网膜经过哪些结构？

6. 试述泪液的产生和排出途径。

（叶秉坤）

第十二章　前庭蜗器

一、概　　述

前庭蜗器（vestibulocochlear organ）或位听器，也称为耳，包括外耳、中耳和内耳三部分（图 12-1）。外耳由耳郭、外耳道和鼓膜三部分组成，而中耳则包括鼓室、咽鼓管、乳突窦和乳突小房。内耳则是位于颞骨内的复杂管道，故也可称为迷路，包括骨迷路和膜迷路两部分；骨迷路与膜迷路之间有外淋巴，膜迷路内充填有内淋巴。传导位置觉和听觉的前庭蜗神经经内耳道到达颅后窝。

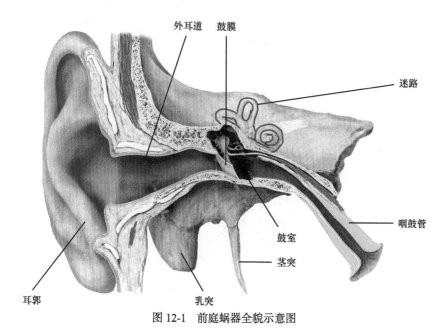

图 12-1　前庭蜗器全貌示意图

声波由耳郭收集，经外耳道、鼓膜、听骨链传导到内耳，导致内耳内的液体流动，刺激位于膜迷路上的感受器，接受听觉刺激。内耳还有位置觉感受器，接受头部位置变动的刺激。

通过实验观察，查明前庭蜗器的分部及各部结构的位置、形态，理解这些结构与功能的关系。

二、实验要求

1. 观察前庭蜗器的分部，理解其功能。

2. 观察耳郭、外耳道和鼓膜的位置和形态结构特点并理解其功能。

3. 观察鼓室的位置、形态及其六个壁的组成和毗邻，查看鼓室内各结构及其特点；观察咽鼓管、乳突窦和乳突小房的位置和开口。

4. 查看内耳在颞骨中的位置及骨半规管、前庭和耳蜗的相互位置关系；查看膜半规管、椭圆囊、球囊和蜗管上的各结构及其位置和连通。

5. 辨认膜迷路上感受器的名称和位置。

6. 查看声波的传导途径。

三、实验内容

（一）外耳（external ear）

1. 耳郭（auricle） 互相对照观察耳郭的形态，注意观察耳屏后方的外耳门。

2. 外耳道（external acoustic meatus） 由外侧 1/3 的软骨部和内侧 2/3 的骨部构成。在耳模型上探查其弯曲情况，软骨部向前上，交界处稍向后，骨部则向前下方倾斜。互相对照鼓膜检查时，成人应向后上方牵拉耳郭。

3. 鼓膜（tympanic membrane） 在标本和模型上观察鼓膜的位置及倾斜情况。成人鼓膜向前下外倾斜；婴幼儿鼓膜接近水平位，且外耳道短而直，故鼓膜检查时，应向后下方牵拉耳郭。

在鼓膜模型上观察，鼓膜呈漏斗状（图 12-2），凸面突向中耳鼓室，与锤骨柄末端相连，中心凹陷为鼓膜脐，鼓膜内面有锤骨柄附着；鼓膜上部有锤骨前、后襞，两者之间较小的薄而松弛的三角形区域为松弛部，下部是紧张部。互相对照观察松弛部呈淡红色，紧张部为灰白色；在紧张部，鼓膜脐的前下方有一个三角形的反光区即光锥，为光学现象。

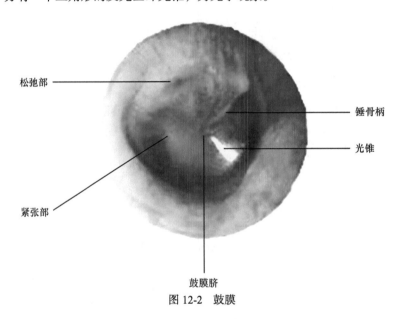

图 12-2　鼓膜

（二）中耳（middle ear）

在耳模型或锯开的颞骨标本上（图 12-3），观察中耳的位置及形态，查看中耳的组成，包括鼓室、咽鼓管、乳突窦和乳突小房。

1. 鼓室（tympanic cavity）

（1）在锯开的颞骨放大模型上，辨认鼓室的六个壁及毗邻结构。

1）上壁：隔骨板与颅中窝相邻，故称鼓室盖壁。

2）下壁：隔骨板与颈内静脉相邻，也称颈静脉壁。

3）前壁：隔骨板与颈内动脉相邻，也称颈动脉壁。

前壁上部有较小的、充填有鼓膜张肌的鼓膜张肌半管；下部有较大的咽鼓管的鼓室口。

4）后壁：通过乳突窦入口、乳突窦至乳突小房，故又称乳突壁。

后壁的乳突窦口下方有锥隆起，内有镫骨肌；经乳突窦入口进入较大的乳突窦，向后与乳突小房相通。

5）外侧壁：主要由鼓膜组成，也称鼓膜壁，其上部有鼓室上隐窝。

6）内侧壁：与内耳相邻，因内耳称迷路，故又称迷路壁。

内侧壁中部的隆起是鼓岬，由耳蜗第一圈起始部隆起形成。后下方的圆形孔为蜗窗，在活体上有第二鼓膜封闭；后上方的卵圆形孔为前庭窗，此孔被镫骨底封闭；后上方的弓形隆起是面神经管凸，内有面神经通过。

（2）在封装的听小骨标本上，观察三块听小骨的大小和形状（图 12-4）。在听小骨放大模型上观察锤骨柄与鼓膜脐、镫骨底与前庭窗的关系。

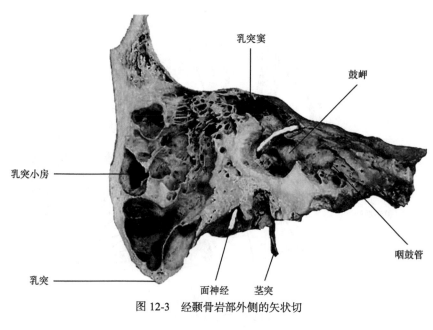

图 12-3　经颞骨岩部外侧的矢状切

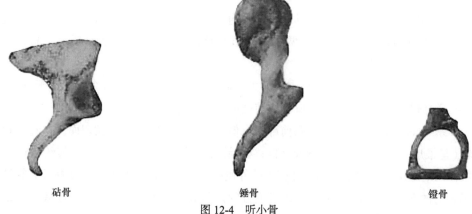

砧骨　　　　　　　　锤骨　　　　　　　镫骨

图 12-4　听小骨

2. 咽鼓管（pharyngotympanic tube）　在颞骨放大模型上观察，咽鼓管两端分别与鼓室和鼻咽相通，其后外侧为骨部，前内侧为软骨部。

3. 乳突窦（mastoid antrum）和乳突小房（mastoid cells）　在颞骨放大模型上观察，乳突窦和乳突小房位于鼓室后方。

（三）内耳（internal ear）

内耳位于鼓室与内耳道底之间，埋于颞骨岩部骨质内。取内耳放大模型观察，注意摆放时需将蜗顶朝向前外侧，底朝后内侧。

1. 骨迷路（bony labyrinth）　在内耳放大模型上观察，骨迷路自前内向后外由耳蜗、前庭和骨半规管三部分组成（图 12-5）。

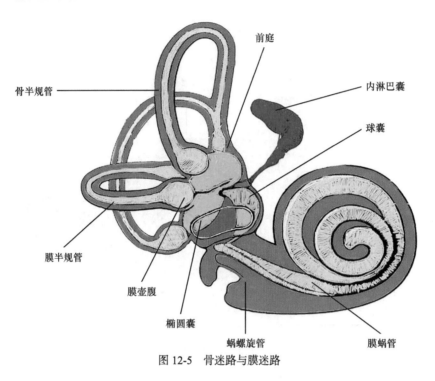

图 12-5　骨迷路与膜迷路

（1）骨半规管（bony semicircular canals）：三个呈 C 形的骨半规管几乎互相垂直。呈水平位后伸的为外骨半规管，由单骨脚和膨大的骨壶腹连于前庭；与颞骨岩部垂直的是前骨半规管，与颞骨岩部长轴平行的是后骨半规管，两者都有膨大的骨壶腹，其单骨脚合成一个总骨脚，连于前庭。

（2）前庭（vestibule）：是骨迷路中部膨大的椭圆形腔隙。后部有五个小孔连于三个半规管，前方有一孔通耳蜗，前外侧壁上有卵圆形的前庭窗和圆形的蜗窗。

（3）耳蜗（cochlea）：位于骨迷路前部，形似蜗牛壳。在蜗顶处作横切面，查看由骨松质构成的蜗轴（呈锥形），向外周伸出的骨螺旋板；蜗螺旋管由骨密质构成，绕蜗轴旋转约 2.5 圈至蜗顶。骨螺旋板伸向蜗螺旋管，但未到达蜗螺旋管的外侧壁，两者之间有膜蜗管，使蜗螺旋管被完全分隔成互不相通的两部分（图 12-6），膜蜗管上方的是前庭阶，下方的是鼓阶，前庭阶和鼓阶通过蜗顶的蜗孔相通，鼓阶在蜗螺旋管的起始部有圆形的蜗窗，被第二鼓膜封闭。

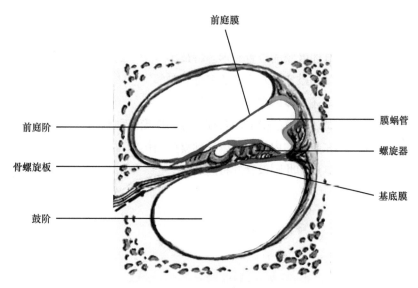

前庭膜

前庭阶

膜蜗管

螺旋器

骨螺旋板

基底膜

鼓阶

图 12-6 蜗螺旋管与蜗管

2. 膜迷路（membranous labyrinth）

（1）膜半规管（semicircular ducts）：在内耳放大模型上观察，套在骨半规管内的膜半规管，与骨半规管形态一致，也有三个膨大的膜壶腹，膜壶腹内有隆起的壶腹嵴，是头部旋转变速运动时的感受器。

（2）椭圆囊（utricle）和球囊（saccule）：位于前庭内。椭圆囊后壁上有膜半规管的五个开口，前壁通过椭圆囊球囊管连于球囊；球囊向下借连合管与蜗管相连。椭圆囊和球囊内有椭圆囊斑和球囊斑，是头部静止和直线变速运动的感受器。

（3）蜗管（cochlear duct）：断面呈三角形，上壁为前庭膜，下壁为基底膜，在基底膜上有螺旋器（Corti 器），是听觉感受器。

（四）声波传导

声波的空气传导的途径：声波→外耳道→鼓膜→听骨链→前庭窗→前庭阶内的外淋巴→蜗孔→鼓阶的外淋巴→膜蜗管内的内淋巴→基底膜上的螺旋器→蜗神经。理解声波空气传导与骨传导的区别。

四、填 图

骨迷路

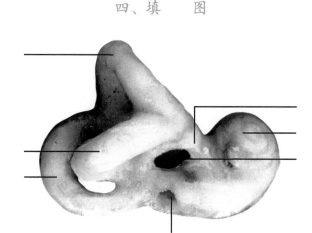

五、思 考 题

填图及思考题答案

1.试述鼓膜的位置和形态特征。

2.试述鼓室的六个壁的名称和毗邻。

3.试述声波的空气传导途径。

4.试述内耳感受器的名称，分部接受何种刺激?

5.在鼓室的内侧壁可以见到哪些结构?

6.试述幼儿咽鼓管的特点。

（叶秉坤）

第五篇　神经系统和内分泌系统

第十三章　中枢神经系统

第一节　脊　髓

一、概　述

中枢神经系统（central nervous system）包括位于椎管内的脊髓和颅腔内的脑。脑可分为延髓、脑桥、中脑、小脑、间脑和端脑六部分，延髓、脑桥和中脑合称为脑干。中枢神经系统由灰质、白质和神经核等组成，通过其中的纤维束将感觉信息传递到高级中枢，将运动信息传递到脊髓前角运动神经元和脑干运动核神经元。

脊髓（spinal cord）与脑相比是分化较少、功能较低级的部分，保留明显的节段性，与 31 对脊神经相连。脊髓通过脊神经及脊髓内部的上、下行纤维束，将来自躯干、四肢的各种刺激传导到脑产生感觉，脑的各部则通过脊髓来完成复杂的功能。脊髓本身也能完成许多反射活动。

通过实验观察，查明脊髓的位置、外形和内部结构，理解这些结构与功能的关系。

二、实验要求

1. 观察脊髓的位置和外形结构，查看其下端水平。
2. 观察脊神经前、后根与脊髓的关系，辨认脊髓节段，理解其与椎骨的对应关系。
3. 观察脊髓横切面上灰质、白质的配布形式，辨认灰质、白质的分部。
4. 观察脊髓灰质各部主要核团的位置，理解其功能。
5. 观察脊髓白质内上、下行纤维束，辨认薄束、楔束、脊髓丘脑前束和侧束、皮质脊髓前束和侧束，查看各纤维束的位置和起止，理解其功能。
6. 观察脊髓网状结构的位置。

三、实验内容

（一）脊髓的位置

在椎管后壁打开的在体脊髓标本上观察，脊髓位于椎管内（图 13-1），上端在枕骨大孔处与延髓相连，下端在成人约平第 1 腰椎下缘，新生儿可达第 3 腰椎下缘。

（二）脊髓的外形

在游离脊髓标本上观察，脊髓外形呈前后略扁的圆柱形（图 13-2）。它的上端与延髓相连；下端变细呈圆锥形，为脊髓圆锥，自其尖向下延的细丝，即终丝。脊髓上部略膨大的部分为颈膨大，和组成臂丛的脊神经根相连；位于脊髓圆锥上方的膨大部分为腰骶膨大，和组成腰、骶丛的脊神经根相连。脊髓前面正中较深的沟为前正中裂，后面正中较浅的沟为后正中沟，二者将脊髓分为左、右对称的两半。前正中裂和后正中沟的外侧有成对的前外侧沟和后外侧沟，分别有脊神经前、后根的根丝附着。在脊髓标本上可见脊神经根的根丝大都向外下走行，在脊髓腰、骶、尾段的脊神经根根丝几乎垂直下行一段距离再出相应的椎间孔，在脊髓下端的下方，可见这些脊神经根的根丝围绕终丝形成马尾。

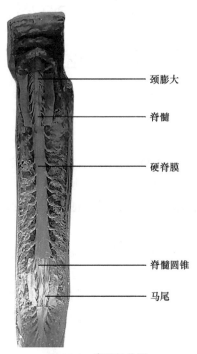

颈膨大

脊髓

硬脊膜

脊髓圆锥

马尾

图 13-1　脊髓的位置

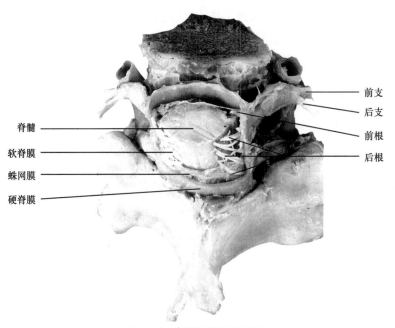

脊髓
软脊膜
蛛网膜
硬脊膜

前支
后支
前根
后根

图 13-2　脊髓的外形及被膜

（三）脊髓节段

在游离脊髓标本上观察，每对脊神经前、后根根丝对应连于一段脊髓，为一个脊髓节段。脊神经有 31 对，故脊髓节段为 31 个，即 8 个颈节、12 个胸节、5 个腰节、5 个骶节和 1 个尾节。

由于自胚胎第 4 个月起，脊柱的生长速度比脊髓快，故两者不等长。上颈髓节（$C_{1\sim4}$）大致与同序数椎骨相对应，下颈髓节（$C_{5\sim8}$）和上胸髓节（$T_{1\sim4}$）与同序数椎骨上一节椎体平对，中胸部的脊髓节（$T_{5\sim8}$）约与同序数椎骨上二节椎体平对，下胸部的脊髓节（$T_{9\sim12}$）约与同序数椎骨上三节椎体平对，腰髓节平对第 10 ～ 12 胸椎，骶、尾髓节约平对第 1 腰椎。

（四）脊髓灰质

在脊髓横切面标本上观察，脊髓中央有一细小的中央管，其周围为 H 形的灰质（图 13-3）。根据前正中裂深度来分辨方位，前角为灰质向前伸山的短而粗部分，后角为灰质向后伸出的细而长的部分，前、后角之间的区域为中间带。在胸髓和上三节腰髓的前、后角之间，向外伸出的小突起为侧角。中央管前、后方有灰质前连合和灰质后连合，连接两侧的灰质。

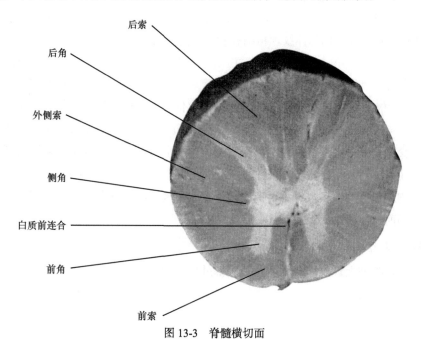

后索

后角

外侧索

侧角

白质前连合

前角

前索

图 13-3 脊髓横切面

在脊髓横切面模型上观察灰质核团，并与 10 个板层对照，重点查看前角内侧核和外侧核、后角固有核、侧角中间外侧核和中间内侧核及骶副交感核。

1. 前角内侧核和前角外侧核 在颈膨大和腰骶膨大处前角运动神经元可分为内、外侧两大群，前角内侧核支配躯干肌，前角外侧核支配四肢肌。

2. 后角固有核（nucleus roprius） 接受大量的后根传入纤维，发出的纤维联络脊髓的不同节段，并进入白质形成纤维束。

3. 侧角中间外侧核（intermediolateral nucleus）和中间内侧核（intermediomedial nucleus） 中间外侧核位于 $T_1 \sim L_3$ 节段的侧角，是交感神经节前神经元胞体所在的部位，即交感神经的低级中枢。中间内侧核位于 X 层外侧，纵贯脊髓全长，接受后根内脏感觉纤维的传入。

4. 骶副交感核（sacral parasympathetic nucleus） 位于 $S_{2\sim4}$ 节段Ⅶ层的外侧部，是副交感神经节前神经元胞体所在部位，即骶部副交感神经的低级中枢。

（五）脊髓白质

在脊髓横切面标本和模型上观察，H形灰质的周围即脊髓白质，可分为三部分（图13-3）：前正中裂与前外侧沟之间为前索，前、后外侧沟之间为外侧索，后外侧沟与后正中沟之间为后索。在前正中裂底与灰质前连合前方为白质前连合。

结合传导通路模型，观察脊髓白质内上、下行纤维束的位置。前索内紧靠前正中裂的为皮质脊髓前束，紧靠前外侧缘的为脊髓丘脑前束；外侧索内靠前的为脊髓丘脑侧束，靠后的为皮质脊髓侧束；后索内靠近后正中沟的是薄束，其外侧为楔束。

1. 薄束（fasciculus gracilis）和楔束（fasciculus cuneatus） 薄束起自同侧第5胸节以下的脊神经节细胞的中枢突，楔束起自同侧第4胸节以上的脊神经节细胞的中枢突，经后根内侧部进入脊髓形成薄束、楔束，在脊髓后索上行，止于延髓的薄束核和楔束核。薄束、楔束分别传导来自同侧下半身和上半身的肌、腱、关节和皮肤的本体感觉（肌、腱、关节的位置觉、运动觉和震动觉）和精细触觉（如通过触摸辨别物体纹理粗细和两点距离）信息。

2. 脊髓丘脑束（spinothalamic tract） 主要起自脊髓灰质后角固有核，纤维经白质前连合越边后在同节的外侧索和前索上行，止于背侧丘脑腹后外侧核，可分为脊髓丘脑侧束和脊髓丘脑前束。侧束传递由后根细纤维传入的痛、温觉信息，前束传递由后根粗纤维传入的粗触觉、压觉信息。

3. 皮质脊髓束（corticospinal tract） 起于大脑皮质中央前回中、上部和中央旁小叶前部，下行至延髓锥体交叉，其中大部分纤维交叉至对侧，为皮质脊髓侧束；少量未交叉的纤维在同侧下行为皮质脊髓前束。侧束在脊髓外侧索后部下行达骶髓，逐渐终于同侧前角运动核，支配四肢肌。前束在前索最内侧下行，大多数纤维经白质前连合交叉终于对侧前角神经元，部分纤维始终不交叉而终止于同侧前角神经元，支配双侧躯干肌。

（六）脊髓网状结构

在脊髓横切面模型上观察，灰质后角基底部外侧与白质之间的灰、白质混合交织，为网状结构（在颈部较为明显）。

四、填　图

脊髓内部结构

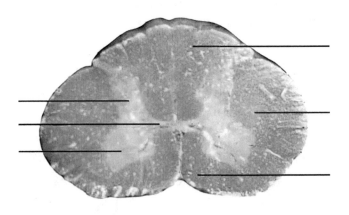

五、思　考　题

1. 何为脊髓节段？试述脊髓节段与椎骨的对应关系。

2. 试述脊髓横切面上灰质、白质的配布及分部的名称。

3. 试述脊髓灰质前角、后角和侧角内主要的神经核及其功能。

4. 试述薄束、楔束的起止、行程及传导功能。

5. 试述脊髓丘脑束的起止、行程及传导功能。

6. 试述皮质脊髓束的起止、行程及传导功能。

填图及思考题答案

（李佳楣）

第二节　脑　干

一、概　述

脑干（brain stem）是中枢神经系统中位于脊髓和间脑之间的一个较小部分，自下而上由延髓、脑桥和中脑三部分组成。延髓和脑桥与颅后窝的斜坡相邻，背面通过小脑脚与小脑相连，它们之间的室腔为第四脑室。第四脑室向下与延髓和脊髓的中央管相续，向上连通中脑水管。

通过实验观察，查明脑干的位置、外形和内部结构，理解这些结构与功能的关系。

二、实验要求

1. 观察脑干的位置及境界。

2. 观察脑干的外形，辨认延髓、脑桥和中脑的形态结构。

3. 观察第四脑室的位置、组成及交通。

4. 观察脑干内脑神经核和非脑神经核的位置，理解其功能。

5. 观察脑干内上、下行纤维束的位置和起止，辨认脊髓丘系、三叉丘系、内侧丘系、外侧丘系、皮质脊髓束和皮质核束，理解其功能。

6. 观察脑干网状结构的位置。

三、实验内容

（一）脑干的位置

在颅腔正中矢状切标本（图 13-4）上观察，脑干位于脊髓和间脑之间，自下而上包括延髓、脑桥和中脑三部分。

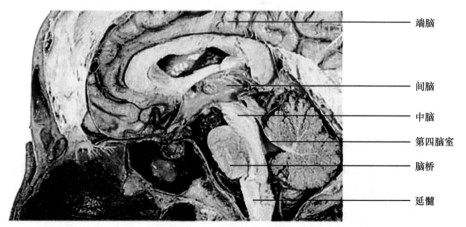

端脑

间脑

中脑

第四脑室

脑桥

延髓

图 13-4　颅腔正中矢状切

（二）脑干的外形

1. 在脑干（腹侧面）标本（图 13-5）上观察各部结构

（1）延髓（oblongata）：为脑干下段细小形似倒置锥体的部分。其前面正中线上一深沟，为前正中裂，与脊髓同名沟延续。查看前正中裂两侧的纵行隆起，为锥体，内有下行的锥体束。在两侧锥体的下端，左右侧的锥体束的纤维交替越边，组成锥体交叉。锥体后外侧有一卵圆形隆起为橄榄，其深面有下橄榄核。橄榄与锥体之间有舌下神经根丝。在橄榄的后外侧排列许多神经根丝，从上而下依次是舌咽神经、迷走神经和副神经的根丝。

（2）脑桥（pons）：位于延髓上方。可见有明显膨隆，为脑桥基底部，其正中线上的纵行浅沟为基底沟，容纳基底动脉。查看基底部向两侧延伸，逐渐缩小成为小脑中脚，两者交界处有粗大的三叉神经根。延髓脑桥沟为脑桥和延髓在腹侧面的分界。沟内的神经根丝从正中线向两侧依次是展神经、面神经和前庭蜗神经的根丝。沟的外侧端为脑桥小脑三角，是脑桥、延髓和小脑的交接处。

（3）中脑（midbrain）：位于脑桥上方。查看位于脑桥基底部上方一对圆柱状的大脑脚，为中脑的腹侧结构。两脚之间的深窝为脚间窝，窝底有血管穿过，即后穿质。在窝的下部、大脑脚的内侧面可见动眼神经根。

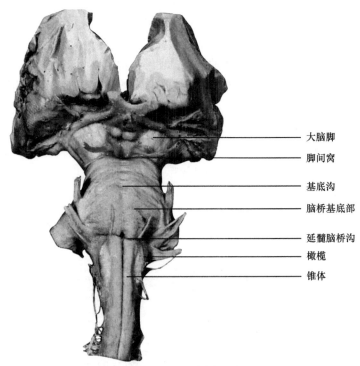

图 13-5　脑干（腹侧面）

大脑脚
脚间窝
基底沟
脑桥基底部
延髓脑桥沟
橄榄
锥体

2. 在脑干间脑标本背侧面（图 13-6）观察各部结构

（1）延髓和脑桥：两者共同构成一个菱形的凹陷即为菱形窝。延髓下端与脊髓形态相似。查看脊髓后索中的薄束和楔束上行到菱形窝下角的下外侧处略隆起，形成内侧的薄束结节和外侧的楔束结节，深面分别有薄束核和楔束核。楔束结节的外上方为小脑下脚。辨认薄束结节、楔束结节和小脑下脚构成菱形窝的下外侧界，小脑上脚为菱形窝的上外侧界。菱形窝的外侧角横行到中线的细长隆起为髓纹，是延髓和脑桥在背面的分界线。菱形窝正中线上的纵沟为正中沟，向下通脊髓中央管，向上通中脑水管。正中沟两侧一对平行的纵沟为界沟。正中沟与界沟之间的纵行隆起为内侧隆起。内侧隆起在髓纹上方的圆形隆起为面神经丘，其深面为面神经膝和展神经核。在髓纹下方，上内侧的三角区为舌下神经三角，深面有舌下神经核；下外侧的长梭形区域为迷走神经三角，深面有迷走神经背核。界沟外侧的三角形区域为前庭区，深面有前庭神经核。前庭区的外侧小隆起为听结节，深面有蜗神经核。

（2）中脑：背面的上、下两对圆形隆起分别为上丘和下丘。查看上、下丘向前外侧各伸出一条隆起，分别为上丘臂和下丘臂。下丘下方有滑车神经根。中脑内有一纵行的中脑水管。

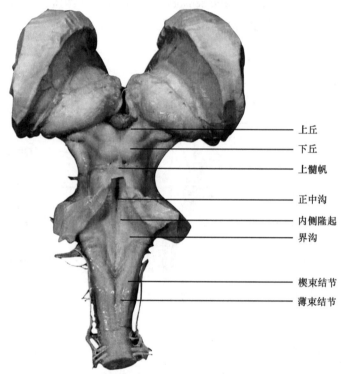

图 13-6　脑干（背侧面）

（三）第四脑室（fourth ventricle）

在颅腔正中矢状切标本（图 13-4）上观察延髓、脑桥和小脑之间的室腔为第四脑室，其底即菱形窝，顶朝向小脑。查看第四脑室顶前上部的小脑上脚及由小脑连至中脑的薄层白质上髓帆、后下部的薄层白质下髓帆和第四脑室脉络组织。菱形窝下角上方有不成对的第四脑室正中孔，外侧角的开口为成对的第四脑室外侧孔。第四脑室向上通中脑水管，向下通脊髓中央管。

（四）脑干的灰质

1. 在传导通路模型上及脑神经核模型（图 13-7）上观察脑神经核

（1）躯体运动柱（somatic motor column）（染成深红色）：为中脑内的动眼神经核和滑车神经核、脑桥内的展神经核和延髓内的舌下神经核，靠近正中线。查看与这 4 对核团相连的脑神经。

（2）特殊内脏运动柱（special visceral column）（染成粉红色）：为脑桥内的三叉神经运动核、

面神经核和延髓内的疑核、副神经核，在躯体运动柱的外侧。查看与这 4 对核团相连的脑神经。

（3）一般内脏运动柱（general visceral column）（染成黄色）：为中脑内的动眼神经副核、脑桥内的上泌涎核、延髓内的下泌涎核和迷走神经背核，靠近界沟内侧。查看与这 4 对核团相连的脑神经。

（4）内脏感觉柱（visceral sensory column）（染成绿色）：靠近界沟外侧，为孤束核。其上部为特殊内脏感觉核，下部为一般内脏感觉核。查看与之相连的脑神经。

（5）一般躯体感觉柱（general somatic sensory column）（染成浅蓝色）：为孤束核外侧三个长条状的与三叉神经有关的核团，其从上至下分别为三叉神经中脑核、脑桥核和脊束核。查看与这三个核团相连的脑神经。

（6）特殊躯体感觉柱（special somatic sensory column）（染成深蓝色）：最靠外侧，为前庭神经核和蜗神经核。查看与这些感觉核相连的脑神经。

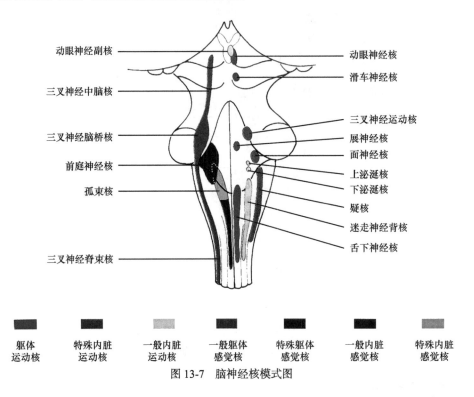

图 13-7 脑神经核模式图

2. 在传导通路模型上观察脑干的非脑神经核　在延髓背侧面中线两侧用蓝色长条形显示的核团为薄束核和楔束核，橄榄深面为下橄榄核；在中脑内用橙红色球形显示的核团为红核，红核外侧用黑色块状显示的为黑质，下丘深面有下丘核。

（五）脑干的白质

1. 在上行传导通路模型上观察蓝色的上行纤维束

（1）内侧丘系（medial lemniscus）：为薄束核和楔束核发出的纤维，交叉到对侧形成内侧丘系交叉，继续沿中线两侧上升，传导对侧躯干、四肢的深感觉和精细触觉。

（2）脊髓丘系（spinothalamic lemniscus）：由脊髓丘脑束经脊髓上升至脑干延续而成，传导对侧躯干和四肢的痛、温觉及粗略触觉。

（3）三叉丘系（trigeminal lemniscus）：为三叉神经脊束核和脑桥核发出的纤维，交叉到对侧上行，位于内侧丘系背外侧，传导对侧头面部的痛、温觉和触压觉。

（4）外侧丘系（lateral lemniscus）：由蜗神经核发出的纤维在两侧上升形成，传导双侧听觉。

2. 在下行传导通路模型上观察红色的下行纤维束

（1）皮质脊髓束（corticospinal tract）：为大脑皮质中央前回中、上部和中央旁小叶前部发出下行至前角运动神经元的纤维束，支配四肢肌和躯干肌。于延髓交叉的纤维束为皮质脊髓侧束，不交叉的为皮质脊髓前束。

（2）皮质核束（corticonuclear tract）：为大脑皮质中央前回下部发出的下行纤维束，在脑干内大部分终止于双侧的躯体运动核和特殊内脏运动核，小部分完全交叉到对侧，止于面神经核下部和舌下神经核，支配大部分双侧的头面部骨骼肌和对侧眼裂以下的表情肌及对侧的舌肌。

（六）脑干网状结构

在脑干间脑模型上观察，延髓、脑桥和中脑的中央灰质及第四脑室的前外侧均有灰、白质混合交织，为网状结构，理解其参与形成上行网状激动系统。

四、填　图

脑干外形

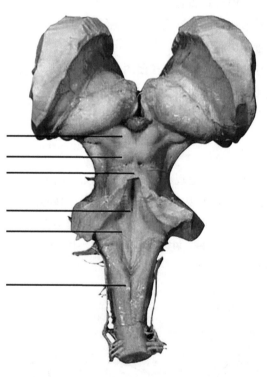

五、思　考　题

1. 试述脑干灰质、白质的配布特点。
2. 试述脑干中的脑神经核及其功能。
3. 试述脑干内四大丘系的传导功能。
4. 试述脑干内皮质核束的起止和传导功能。

填图及思考题答案

（李佳楣）

第三节 小脑和间脑

一、概 述

小脑（cerebellum）位于颅后窝，后上方隔小脑幕与端脑底面相对；前下方通过三对小脑脚与脑干相连。小脑中间狭窄，两侧膨大。小脑的浅表为灰质，称小脑皮质。皮质向内部深陷形成沟，将小脑分成许多薄片，称小脑叶片。小脑内部的白质称髓质。包埋于髓质的灰质核团，称小脑核。

间脑（diencephalon）位于脑干与端脑之间。由于大脑半球高度发育而掩盖了间脑，仅部分腹侧面露于脑底。间脑中间有一窄腔，为第三脑室。间脑可分为五个部分：背侧丘脑、后丘脑、上丘脑、底丘脑和下丘脑。

通过实验观察，查明小脑和间脑的位置、外形和内部结构，理解这些结构与功能的关系。

二、实验要求

1. 观察小脑的位置和外形，辨认小脑的结构，理解小脑扁桃体的临床意义。

2. 观察小脑的分叶和分区，理解各区功能。

3. 观察小脑核的位置，理解其功能。

4. 观察小脑的纤维联系，理解其功能。

5. 观察间脑的位置、外形和分部，辨认各部形态结构。

6. 观察第三脑室的位置及交通。

7. 观察背侧丘脑和后丘脑内特异性中继核团的位置，理解其功能。

8. 观察下丘脑内的核团，理解其功能。

三、实验内容

（一）小脑

1. 位置　在颅腔正中矢状切标本上观察，小脑位于颅后窝内。

2. 外形　在离体标本（图13-8）观察小脑外形。注意小脑的上面较平坦，下面的两侧膨隆而中央较细；小脑表面有许多的沟和裂，相邻两沟间的突起薄层为小脑叶片。小脑中部的隆起部分为小脑蚓，两侧膨大为左、右小脑半球。在小脑上面约前、中1/3交界处可寻找到V形较深的原裂，原裂为前叶和后叶的分界线。

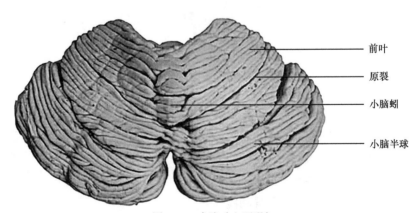

前叶
原裂
小脑蚓
小脑半球

图13-8　小脑（上面观）

　　小脑中部较细的蚓部，从前向后为小结、蚓垂、蚓锥体和蚓结节。小结向前外侧延伸为绒球脚，绒球脚前外侧端的膨大为绒球。绒球借绒球脚与小结相连，组成绒球小结叶。绒球和小结后方的明显裂隙为后外侧裂，是后叶与绒球小结叶的分界。小脑半球的前内侧部有向下突出的小脑扁桃体，在正中矢状切标本上可观察到其靠近枕骨大孔。查认小脑的功能分区：前庭小脑（绒球小结叶）、脊髓小脑（小脑蚓和小脑半球中间部）和大脑小脑（小脑半球外侧部），理解各区功能。

　　在小脑的前部（图 13-9）观察小脑上、中和下脚的切面。靠外侧的最大的断面为小脑中脚，其下内侧的断面为小脑下脚，上内侧的断面为小脑上脚。两侧小脑上脚之间的断面为上髓帆。

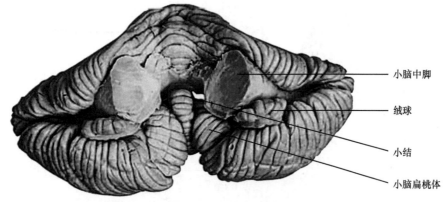

小脑中脚

绒球

小结

小脑扁桃体

图 13-9　小脑（前面观）

　　3.内部结构　　在小脑水平切标本上观察到小脑内部结构（图 13-10）：表面的一层灰质颜色较深，为小脑皮质，延伸到沟和裂的底。小脑皮质的深面为颜色较浅的髓质。髓质内有灰质团块，为小脑核。在小脑模型上观察四对小脑核的位置，靠近外侧且最大的是齿状核，靠近中线较小的是顶核，两者之间为中间核，由圆形的球状核和长条形的栓状核组成。

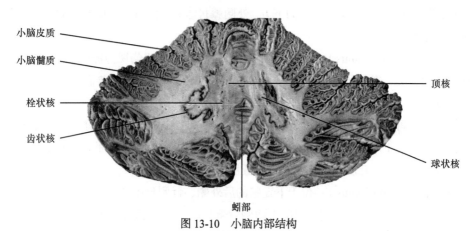

小脑皮质

小脑髓质

栓状核

齿状核

顶核

球状核

蚓部

图 13-10　小脑内部结构

　　4.小脑的纤维联系　　在传导通路模型上观察前庭小脑、脊髓小脑和大脑小脑的纤维及其联系。理解小脑维持身体平衡、调节肌张力和调节骨骼肌随意运动的功能。

（二）间脑

　　1.位置　　在颅腔正中矢状切标本上观察，间脑位于脑干与端脑之间（图 13-4）。

　　2.外形　　在离体脑干、间脑正中矢状切标本上观察，以背侧丘脑为标志划分间脑，包括背侧丘脑、后丘脑、下丘脑、上丘脑和底丘脑五部分。

（1）背侧丘脑（dorsal thalamus）：为位于中脑上方一对较大似卵圆形的结构，其背面和后端游离。查看背侧丘脑上外侧部的隆起，为尾状核，两者以终纹为界。背侧丘脑前端较窄向上的隆起为丘脑前结节，后端的膨大为丘脑枕。

（2）上丘脑（epithalamus）：在上丘的上方。查看中线上向后、下的膨大结构，为松果体，其前上方的横行结构为缰连合。缰连合两端各连一小的三角区，即缰三角。自缰三角的前端，沿背侧丘脑背面和内侧面的交界处纵行的结构为丘脑髓纹（图 13-11）。

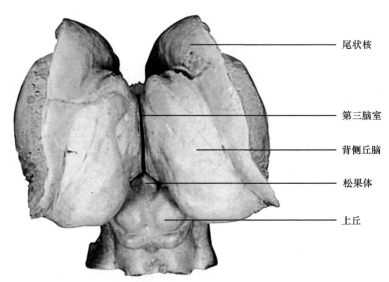

图 13-11　间脑（背侧面）

（3）后丘脑（metathalamus）：在背侧丘脑后下方。查认两侧视束向后绕过大脑脚后连于一对隆起的结构，为外侧膝状体。在丘脑枕的下方、外侧膝状体的内侧有一对圆形隆起，为内侧膝状体。内、外侧膝状体组成后丘脑。

（4）下丘脑（hypothalamus）：位于背侧丘脑前下方。查看两侧视神经后端形成视交叉，视交叉向后外侧延为视束。视交叉后方稍隆起的单一结构为灰结节。灰结节向下的漏斗状突起为漏斗，其下端变细接垂体。灰结节后上方的一对球形隆起为乳头体（图 13-12）。

在离体脑干、间脑正中矢状切标本的内侧面观察，自中脑水管上端向前，继而转向上的浅沟，为下丘脑沟，沟的前上端终于室间孔。下丘脑沟的后上方，即背侧丘脑的内侧面，在其前部可见到丘脑间粘合的断面。下丘脑沟的前下方即下丘脑。

（5）底丘脑（hypothalamus）：位于下丘脑的后外侧、背侧丘脑的下方。

3. 第三脑室（third ventricle）　为位于两侧背侧丘脑和下丘脑之间的矢状位裂隙，向后下通中脑水管，经两侧室间孔通侧脑室。在第三脑室顶部可见脉络丛。

4. 内部结构　结合传导通路模型，在背侧丘脑内观察特异性中继核团：腹后内侧核和腹后外侧核；在后丘脑内观察特异性中继核团：内侧膝状体和外侧膝状体。

（1）腹后内侧核（ventral posteromedial nucleus）：接受三叉丘系和孤束核发出的味觉纤维，传导头面部的感觉及味觉。

（2）腹后外侧核（ventral posterolateral nucleus）：接受脊髓丘系和内侧丘系的纤维，传导躯干和四肢的浅、深感觉。

（3）内侧膝状体（medial geniculate body）：接受听觉传导纤维，发出纤维组成听辐射。

（4）外侧膝状体（lateral geniculate body）：接受视觉传导纤维，发出纤维组成视辐射。

在下丘脑模型上，观察视上核、室旁核、漏斗核及其纤维束，理解下丘脑的功能。

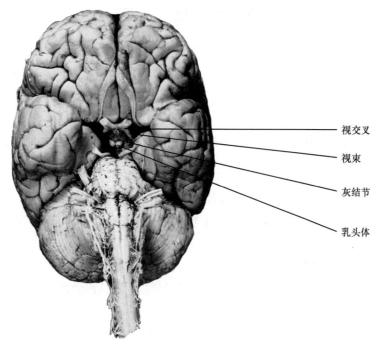

图 13-12　下丘脑

四、填　图

小脑外形

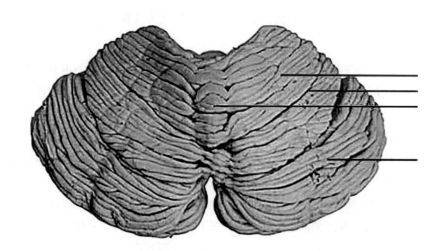

五、思 考 题

1. 小脑核包括哪四对?

2. 间脑的特异性中继核团主要有哪些? 试述其功能。

填图及思考题答案

（李佳楣）

第四节 端　脑

一、概　述

端脑（telencephalon）是脑的最高级部位。左、右大脑半球遮盖着间脑和中脑，并把小脑推向后方。大脑半球表面的灰质层，称大脑皮质，深部的白质又称髓质，蕴藏在白质内的灰质团块为基底核，大脑半球内的腔隙为侧脑室。

通过实验观察，查明端脑的位置、外形和内部结构，理解这些结构与功能的关系。

二、实验要求

1. 观察端脑的位置、外形和分叶，辨认各叶主要的沟回。

2. 观察端脑皮质的第Ⅰ躯体感觉区、第Ⅰ躯体运动区、听觉区、视觉区及语言中枢的位置，理解各中枢的功能。

3. 观察基底核的位置及组成，理解其功能。

4. 观察端脑内联络纤维、连合纤维和投射纤维的位置，辨认内囊的位置、形态和分部，理解各部通过的纤维束及其功能。

5. 观察侧脑室的位置、形态、分部和交通。

6. 观察边缘系统的位置及组成，理解其功能。

三、实验内容

（一）端脑的位置

在颅腔正中矢状切标本观察，端脑位于间脑和小脑的上方（图13-4）。

（二）端脑的外形

在离体端脑标本上观察，端脑上外侧面隆凸，内侧面较平，下面凹凸不平。端脑由左、右两个大脑半球组成，两个半球之间的矢状位深裂为大脑纵裂，纵裂底部有胼胝体连结两侧半球。两侧半球的后部与小脑之间是近水平位的大脑横裂。大脑半球表面有深浅不一的大脑沟，相邻两沟间的隆起部分为大脑回。

1. 大脑半球上外侧面　在大脑半球上外侧面（图13-13）下份有一条从前下斜向后上的深沟，为外侧沟。查看外侧沟的上方有三条基本平行的沟，从上后内侧走向下前外侧。中间的一条连续完整，为中央沟。大脑半球后端向后下突出处为枕极，枕极的前方约5cm处稍向上凹，为枕前切迹。在大脑半球内侧面后部、枕极的前上方，可见一开口向后的Y形沟。从枕极呈弓形行向前的沟为距状沟，从距状沟前部行向后上、越过大脑半球上缘的为顶枕沟。

每侧大脑半球分为五叶，中央沟之前、外侧沟上方为额叶（frontal lobe）；中央沟后方、顶枕沟之前为顶叶（parietal lobe）；外侧沟下方是颞叶（temporal lobe）；枕前切迹至顶枕沟上端连线以后的部分为枕叶（occipital lobe）；在外侧沟深面，被额、顶、颞叶所掩盖的是岛叶（insula）。

（1）额叶：是最大的一个叶。查看位于后部的中央前沟，及其与中央沟之间的中央前回。中央沟前方有两条大致平行的额上沟和额下沟，将额叶分为额上、中、下回。

（2）顶叶：前部有中央后沟。查看位于中央后沟与中央沟之间的中央后回。在中央后沟中部偏上内侧处，顶内沟行向后下。顶内沟上内侧为顶上小叶；下外侧为顶下小叶。顶下小叶的前部包绕在外侧沟后端的周围，为缘上回；后部包绕在颞上沟后端的周围，为角回。

（3）颞叶：其上外侧面可见两条呈前、后方向的沟，分别为颞上沟和颞下沟。颞上沟将颞叶分为颞上、中、下回。在外侧沟的下壁，有两条短而大致横行的脑回，为颞横回。

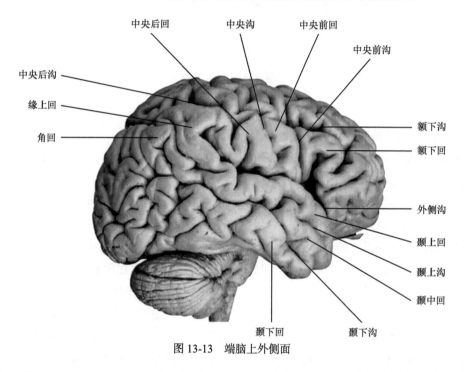

图 13-13　端脑上外侧面

2. 大脑半球的下面　额叶下面的内侧份，可见前后走行的嗅束。嗅束前端的膨大为嗅球；后端扩大呈小三角形的区为嗅三角。在颞叶和枕叶的下面，查看两条前、后方向走行的沟，外侧为枕颞沟，内侧为侧副沟，把颞叶分为枕颞外侧回、枕颞内侧回和海马旁回。观察海马旁回前端向后上反转的弯曲即钩。将海马旁回拉向内下方，可探查由胼胝体沟延续下来的海马沟；海马沟上方的锯齿状皮质为齿状回，其外侧的弓形隆起即海马。

3. 大脑半球内侧面　在大脑半球内侧面（图 13-14）中部可见弯曲光滑的胼胝体断面。其后端略大，为胼胝体压部；前端弯曲，为胼胝体膝；胼胝体膝与压部之间为胼胝体干；胼胝体膝向后下延伸变小，形成胼胝体嘴。胼胝体下方略呈三角形的薄板，为透明隔。扣带回位于胼胝体上方，与其大致平行。扣带回与胼胝体之间有胼胝体沟，扣带回上方有扣带沟。中央前回和中央后回向内侧面延伸形成中央旁小叶。在内侧面后份，顶枕沟后方有距状沟，将枕叶分为上方三角形的楔叶和下方的舌回。

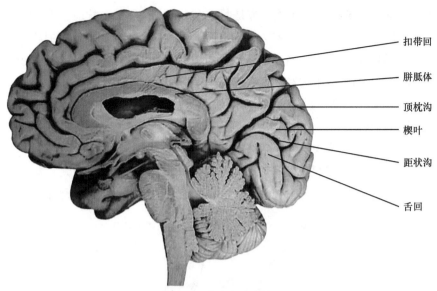

图 13-14　大脑半球内侧面

（三）端脑的内部结构

在端脑冠状切标本上观察，半球表面颜色略深的部分是大脑皮质，皮质的深面颜色较淡的部分是大脑髓质。髓质内有灰质团块，为基底核。

1. 大脑的皮质功能定位　在端脑上外侧面和内侧面观察，第Ⅰ躯体运动区位于中央前回和中央旁小叶前部；第Ⅰ躯体感觉区位于中央后回和中央旁小叶后部；视觉区在距状沟上、下的枕叶皮质，即上方的楔叶和下方的舌回；听觉区在颞横回；运动性语言中枢在额下回后部；书写中枢在额中回的后部；听觉性语言中枢在颞上回后部；视觉性语言中枢在顶下小叶的角回。

2. 基底核（basal nuclei）　在背侧丘脑的外上方的弓形结构，即尾状核（图 13-11）。其前下端膨大为尾状核头，中间部分为尾状核体，折转向前下变细的部分是尾状核尾。尾状核尾连接杏仁体。背侧丘脑前外侧、尾状核下外侧是近似卵圆形的豆状核，其外侧较薄的灰质为屏状核。在脑的水平切标本观察，背侧丘脑居第三脑室两侧，呈卵圆形，其前方为尾状核头，外侧是呈三角形的豆状核和呈线状的屏状核（图 13-15）。

3. 大脑的髓质

（1）联系同侧半球内各部分的联络纤维：脑回间的弓状纤维，额、颞叶间的钩束，额、顶、枕、颞四叶间的上纵束，枕、颞叶间的下纵束和扣带回及海马旁回深部的扣带。

（2）连接左、右侧半球的连合纤维：主要为位于大脑纵裂底的胼胝体。

（3）大脑皮质与皮质下中枢间的上、下行纤维束：在传导通路模型上观察，这些纤维绝大多数经过内囊（internal capsule）。

在脑的水平切标本上观察内囊的位置和形态（图 13-15）。可见位于背侧丘脑、尾状核和豆状核之间的内囊呈尖端向内的Ｖ形，可分为内囊前肢、内囊膝和内囊后肢三部分。内囊前肢伸向前外，位于豆状核与尾状核之间；内囊后肢伸向后外，位于豆状核与背侧丘脑之间；内囊膝介于前、后肢之间，即Ｖ形转角处。在传导通路模型上可观察到部分投射纤维：经内囊膝部的皮质核束，经内囊后肢的皮质脊髓束和丘脑中央辐射。

图中标注：扣带回　胼胝体　顶枕沟　楔叶　距状沟　舌回

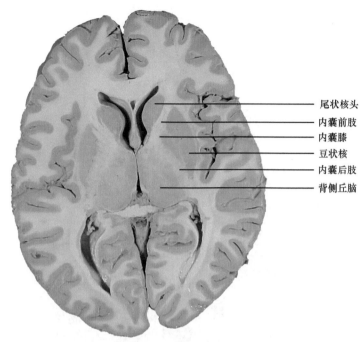

图 13-15　脑的水平切面

尾状核头
内囊前肢
内囊膝
豆状核
内囊后肢
背侧丘脑

4. 侧脑室（lateral ventricle）　在端脑正中矢状切标本上，从内侧面观察侧脑室位于透明隔外侧。探查左、右侧脑室，延伸至半球的各个叶内，可分为四部：中央部位于顶叶内；前角伸向额叶；后角伸入枕叶；下角伸至颞叶内。侧脑室经左、右室间孔与第三脑室相通，室腔内有脉络丛（图 13-16）。

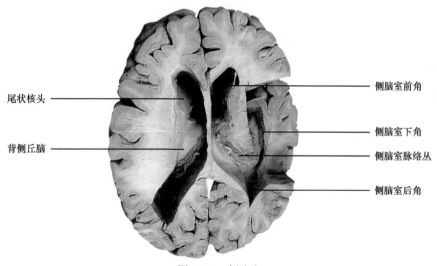

尾状核头

背侧丘脑

侧脑室前角

侧脑室下角

侧脑室脉络丛

侧脑室后角

图 13-16　侧脑室

（四）边缘系统

边缘叶为在半球的内侧面位于胼胝体周围和侧脑室下角底壁的一圈弧形结构，由扣带回、海马旁回、海马和齿状回等，加上岛叶前部、颞极共同构成，与内脏活动及情绪、行为等有关。边缘叶及其他有关皮质、皮质下结构共同构成边缘系统。

四、填　图

内囊

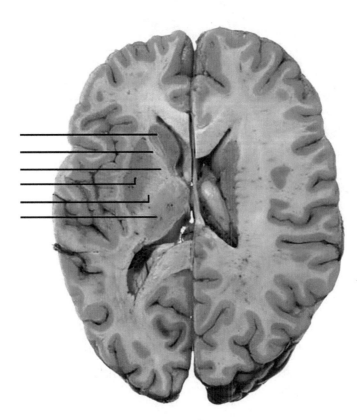

五、思　考　题

填图及思考题答案

1. 试述大脑皮质功能区的定位。

2. 试述大脑皮质第Ⅰ躯体运动区的位置和投影特点。

3. 试述大脑皮质第Ⅰ躯体感觉区的位置和投影特点。

4. 什么叫内囊？分哪几部分？各部分有哪些纤维束经过？内囊损伤有何表现？

（李佳楣）

第十四章　周围神经系统

第一节　脊　神　经

周围神经系统（peripheral nervous system）一端连于中枢神经系统的脑或脊髓，另一端借各种末梢装置连于身体各系统、器官。其中与脑相连的部分称为脑神经（cranial nerves），主要分布于头面部；与脊髓相连的为脊神经（spinal nerves），分布于躯干和四肢。根据分布部位不同又可将周围神经系统分成躯体神经（somatic nerves）和内脏神经（visceral nerves）。为了叙述简便，一般把周围神经系统分为脑神经、脊神经和内脏神经三部分。

一、概　　述

脊神经共 31 对，包括 8 对颈神经、12 对胸神经、5 对腰神经、5 对骶神经和 1 对尾神经。每对脊神经借前根、后根连于脊髓。前、后根在椎间孔处合成短的脊神经干，出椎间孔后分为四支：前支、后支、脊膜支和交通支。前支较粗，胸神经前支保持明显的节段性，其余的前支参与形成颈丛、臂丛、腰丛和骶丛。

通过实验观察，查明脊神经的基本组成和分布概况。

二、实验要求

1. 观察脊神经的构成与分支。

2. 观察颈丛、臂丛、腰丛、骶丛的位置、主要分支及其走行和分布范围，理解脊神经损伤导致的运动与感觉障碍。

3. 观察胸神经前支的主干及其分支。

三、实验内容

（一）脊神经的构成与分支

在显示脊神经基本组成的整体俯卧位标本上观察，该标本已锯开椎弓板，椎管已被打开，可见椎管内脊髓全长，脊髓外包被膜。在每一脊髓节段及所包被膜的两侧，前、后各有一条相连的神经，位于前方的为前根，后方的为后根。前根和后根在椎管外侧，即椎间孔处会合为一条很短的脊神经干。在前、后根会合前，后根上可见略为膨大的脊神经节。

脊神经干出椎间孔后，立即分为前、后两支。后支较细小，向后方走行，呈节段性分布于脊柱附近的肌肉和皮肤。前支较粗大，向前外侧走行，分布于躯干的前外侧和四肢的肌肉和皮肤。

将标本置于仰卧位，继续观察。在脊柱的两侧可见呈链状纵行的交感干，属于内脏神经。脊神经前支和交感干神经节之间有两条短且细小的交通支相连。胸神经前支有明显的节段性，其余的脊神经前支分别交织成丛，共有 4 对，即颈丛、臂丛、腰丛和骶丛。

（二）颈丛（cervical plexus）

在头颈上肢血管神经标本上寻找颈丛，可见其位于颈侧部，胸锁乳突肌上份的深面，由第1～4颈神经前支组成。颈丛的浅支有：枕小神经、耳大神经、颈横神经和锁骨上神经，深支主要有膈神经。

在胸锁乳突肌后缘中点附近查看浅支的主要分支（图 14-1）。其中最上方、沿胸锁乳突肌后缘走向枕部的为枕小神经，分布于枕部外侧份、乳突等处的皮肤。沿胸锁乳突肌表面行向前上方的是耳大神经，分布于耳郭及邻近的皮肤；横过胸锁乳突肌浅面向前走行的是颈横神经，分布于颈部的皮肤；还有 2～4 支行向外下达锁骨下方，即为锁骨上神经，分布于颈侧部、胸前部上份和肩部的皮肤。

将胸锁乳突肌向外上翻起，寻找与颈丛相连、自前斜角肌表面下行的膈神经（图 14-2），向下探查，可见它经锁骨下动静脉之间、肺根前方、心包的两侧至膈肌，此外还分布于胸膜、心包和部分膈下腹膜。

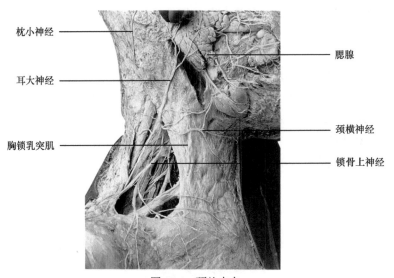

图 14-1　颈丛皮支

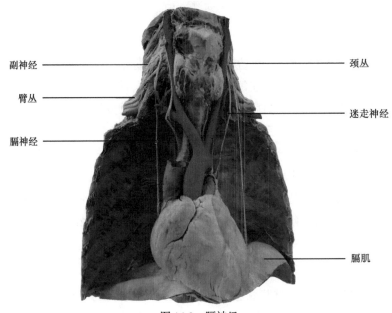

图 14-2　膈神经

（三）臂丛（brachial plexus）

在整体和头颈上肢血管神经标本上观察臂丛及其分支（图14-3）。将胸锁乳突肌与前斜角肌向上翻起，可见前斜角肌和中斜角肌之间的粗大神经臂丛。探查其5根（第5～8颈神经前支和第1胸神经前支），追踪其3干（上、中、下干）、6股（每干分前、后股）、3束（内侧束、外侧束与后束）的位置和行程。臂丛自斜角肌间隙行向外下，经锁骨下动脉的后上方、锁骨后方进入腋窝，以3束包绕在腋动脉的外侧、内侧、后方。臂丛按局部位置分为锁骨上部和锁骨下部。锁骨上部的主要分支有胸长神经、肩胛背神经、肩胛上神经，锁骨下部的主要分支有胸背神经、正中神经、肌皮神经、尺神经、腋神经、桡神经和肩胛下神经。

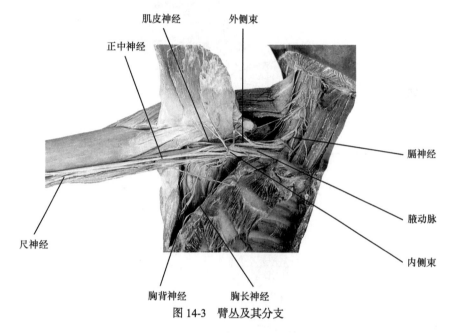

图14-3　臂丛及其分支

1. 正中神经（median nerve）　首先在臂内侧沿肱动脉走行找到粗大的正中神经，向上追踪，可见它以两个根起自臂丛内侧束、外侧束。正中神经向下走行在肱二头肌内侧伴随肱动脉下行至肘窝，穿旋前圆肌，在前臂指浅屈肌和指深屈肌之间经腕横韧带深面（即腕管）进入手掌。它在前臂分支支配前臂前群6块半肌（肱桡肌、尺侧腕屈肌和指深屈肌尺侧半除外）；在手掌发出粗短的返支支配鱼际肌（拇收肌除外）；发出数支指掌侧总神经后再分为指掌侧固有神经分布于第1、2蚓状肌，掌心、鱼际和桡侧3个半指掌面及中、远节指指背面的皮肤。理解正中神经在腕部受损的表现。

2. 肌皮神经（musculocutaneous nerve）　找到臂肌前群喙肱肌，自内上斜穿该肌的神经，即肌皮神经。它起自臂丛外侧束，穿喙肱肌，经肱二头肌和肱肌之间下行，其肌支支配臂部前群肌；其终支前臂外侧皮神经为皮支，其在肘关节外侧稍上方穿出深筋膜，分布于前臂外侧份的皮肤。

3. 尺神经（ulnar nerve）　在肱骨尺神经沟内找到粗大的尺神经，向上追寻，可见它在臂部中、上份与肱动脉伴行。尺神经发自于臂丛内侧束，行于肱动脉的内侧，继而向后下走行，经尺神经沟向下穿过尺侧腕屈肌的起点，到达前臂内侧，沿尺侧腕屈肌和指深屈肌之间下降，在腕关节上方发出手背支到手背；主干经豌豆骨外侧、腕横韧带浅面下行至手掌。尺神经在臂部无分支，在前臂分支支配尺侧腕屈肌、指深屈肌尺侧半，在手掌部分支支配小鱼际肌、拇收肌、第3和4蚓状肌、全部骨间肌；皮支分布于小鱼际表面、内侧1个半指掌面、手背尺侧半和小指、环指、中指尺侧半背面的皮肤。理解尺神经干易受损的部位与损伤表现。

4. 腋神经（axillary nerve）　在腋动脉后方查看臂丛的后束，可见它在腋窝分为两支，内侧较大的一支是桡神经，外侧较小的一支是腋神经（图14-4）。腋神经向后走行，与旋肱后动脉一起绕肱骨外科颈至三角肌深面，支配三角肌和小圆肌，皮支分布于三角肌区的皮肤。理解肱骨外科颈骨折等导致的腋神经受损表现。

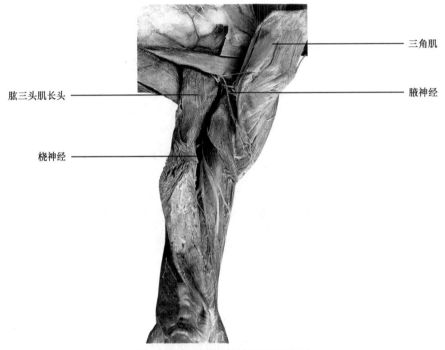

图14-4　腋神经和桡神经（后面观）

5. 桡神经（radial nerve）　找到臂丛后束，可见其较粗大的分支下行，与肱深动脉伴行，即为桡神经（图14-4）。经肱三头肌长头和内侧头之间进入桡神经沟，向下外侧达肱骨外上髁的前上方，在肱肌和肱桡肌之间分为浅、深两支。桡神经主干沿途发出分支支配肱三头肌、肱桡肌、桡侧腕长伸肌，皮支分布于臂和前臂后面的皮肤。浅支在肱桡肌深面，伴肱动脉下降，至前臂中、下1/3交界处转向背面，分布于手背桡侧半和桡侧2个半指近节背面的皮肤。深支穿旋后肌至前臂后面，分支支配前臂后群肌。理解肱骨中段或下端骨折时桡神经损伤的表现。

6. 胸长神经（long thoracic nerve）　为在胸侧壁前锯肌表面下行的一条细长神经，支配前锯肌和乳房。

7. 胸背神经（thoraco dorsal nerve）　在肩胛骨外侧缘可见胸背神经与同名动脉伴行，下行支配背阔肌。

（四）胸神经前支

在整体标本上，从胸壁内面找到已解剖的肋间隙，观察肋间神经，可见其沿着相应肋下缘前行，与肋间后动脉、静脉伴行。查看第1～11肋间神经位于相应肋间隙，肋下神经位于第12肋下方。在整体浅层标本上，沿腋前线和正中线两侧，寻找肋间神经皮支，计数胸骨角、乳头、剑突、肋弓、脐与耻骨联合连线中点平面穿出的前皮支序数，观察皮支的节段性分布特点。上6对肋间神经分支分布于肋间肌、壁胸膜、胸壁皮肤和乳房；下5对肋间神经和肋下神经分支分布于肋间肌、腹前外侧壁肌、胸腹壁皮肤和壁胸膜、腹膜。

（五）腰丛（lumbar plexus）

在整体和盆部下肢血管神经标本上找到腰大肌，观察位于其后面、腰椎横突前方的腰丛（图14-5），由第12胸神经前支一部分、第1～3腰神经前支和第4腰神经前支一部分构成。追踪腰丛的分支：髂腹下神经、髂腹股沟神经、股外侧皮神经、生殖股神经、股神经和闭孔神经。

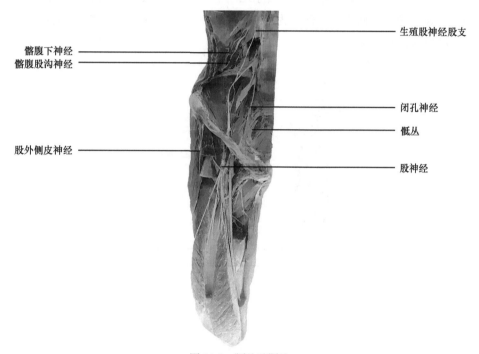

髂腹下神经
髂腹股沟神经

股外侧皮神经

生殖股神经股支

闭孔神经
骶丛
股神经

图14-5 腰丛及骶丛

1. 股神经（femoral nerve） 在腰大肌与髂肌之间可找到粗大的股神经，它是腰丛的最大分支，下行经腹股沟韧带深面、股动脉上端的外侧至股前部，立即分为数支，分支支配大腿前群肌，皮支分布于股前部及股内侧部下份的皮肤，伴股动脉、股静脉下降的细长分支为隐神经，在膝关节以下与大隐静脉伴行，分布于小腿内侧面和足内侧缘的皮肤。

2. 闭孔神经（obturator nerve） 在腰大肌内侧缘与闭膜管处探查闭孔神经，可见其自腰丛发出后，与闭孔动脉伴行，穿闭孔至大腿内侧，支配大腿内侧肌群，皮支分布于大腿内侧面的皮肤。

3. 其他神经 在腹后壁内面寻找自上而下斜行走向的肋下神经、髂腹下神经、髂腹股沟神经、生殖股神经、股外侧皮神经，向远端追踪其走行路径。

（六）骶丛（sacral plexus）

在整体和盆部下肢血管神经标本上找到梨状肌，位于骶骨和梨状肌前面粗大的神经丛即骶丛（图14-5），由腰骶干（由第4腰神经前支的一部分和第5腰神经前支合成）与全部的骶神经、尾神经前支构成。骶丛的主要分支有臀上神经、臀下神经、阴部神经和坐骨神经。

1. 臀上神经（superior gluteal nerve） 翻开臀大肌，辨认梨状肌和臀中肌，再将臀中肌翻起，则可看到臀上神经、臀上动脉和臀上静脉。臀上神经、血管穿梨状肌上孔出盆腔至臀部，行于臀中、小肌之间，支配臀中、小肌和阔筋膜张肌。

2. 臀下神经（inferior gluteal nerve） 伴臀下血管从梨状肌下孔穿出，分为数支，从臀大肌深面进入该肌，支配臀大肌。

3. 阴部神经（pudendal nerve） 从梨状肌下孔最内侧穿出，绕坐骨棘，穿经坐骨小孔到达会阴部，分布于会阴部（包括肛门和外生殖器）的肌肉和皮肤。

4. 坐骨神经（sciatic nerve） 为从梨状肌下孔穿出骨盆的粗大神经（图 14-6）。查看其从臀大肌深面向外下走行，经坐骨结节与股骨大转子之间下行至股后部，分支支配大腿后肌群，其主干继续下行至腘窝上角分为两支，内侧支为胫神经，外侧支为腓总神经。描绘坐骨神经主干投影，理解坐骨神经痛的临床表现。

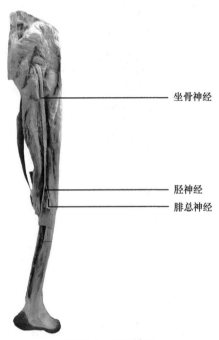

坐骨神经

胫神经

腓总神经

图 14-6　坐骨神经

（1）胫神经（tibial nerve）：由坐骨神经主干直接向下延续而来，经腘窝行至小腿浅、深层肌之间，与胫后血管伴行，经内踝后方至足底内侧缘分为足底内侧神经和足底外侧神经。胫神经沿途分支支配小腿后肌群和足底肌；皮支分布于小腿后面内侧份、足底的皮肤。理解胫神经受损后的运动与感觉障碍。

（2）腓总神经（common peroneal nerve）：沿腘窝的上外侧界下行，绕腓骨颈的外侧面，穿腓骨长肌分为腓深神经（deep peroneal nerve）和腓浅神经（superficial peroneal nerve）。查看腓深神经与胫前动脉伴行，分布于小腿前群肌和足背肌及第 1、2 趾背面的相对缘皮肤；腓浅神经走行于腓骨长、短肌之间，分支支配此二肌。主干继续下行，在小腿下部穿出深筋膜，分布于小腿外侧面下份、足背和第 2～5 趾背的皮肤。理解腓总神经受损后的运动与感觉障碍。

四、示　教

上肢的神经示教视频

五、填　图

臂丛

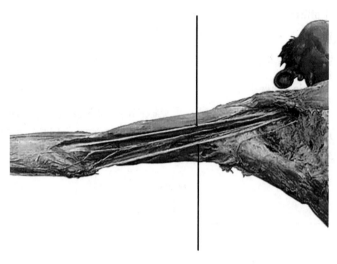

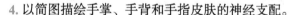

六、思　考　题

1. 脊神经前根和前支、后根和后支的纤维成分有何不同？

2. 臂肌、前臂肌、手肌、大腿肌和小腿肌的各群分别由什么神经支配？

3. "方肩""翼状肩""爪形手""猿手""钩状足""马蹄内翻足"分别是损伤了什么神经？

4. 以简图描绘手掌、手背和手指皮肤的神经支配。

填图及思考题答案

（丁红梅）

第二节　脑　神　经

一、概　述

脑神经（cranial nerves）共 12 对。每一对脑神经的序号通常用罗马数字表示，即Ⅰ嗅神经、Ⅱ视神经、Ⅲ动眼神经、Ⅳ滑车神经、Ⅴ三叉神经、Ⅵ展神经、Ⅶ面神经、Ⅷ前庭蜗神经（也称位听神经）、Ⅸ舌咽神经、Ⅹ迷走神经、Ⅺ副神经、Ⅻ舌下神经。脑神经的成分复杂，有 7 种纤维成分。脑神经中感觉纤维的胞体位于脑外，大多数聚集成节，称脑神经节。脑神经中的副交感纤维（即节前纤维）从脑发出后，先终止于副交感神经节，由节内的神经元再发出纤维（即节后纤维）分布到效应器。

通过实验观察，查明脑神经的基本组成和分布概况。

二、实验要求

1. 观察 12 对脑神经出入颅的孔、裂，以及连于脑的部位。

2. 观察Ⅰ嗅神经、Ⅱ视神经、Ⅲ动眼神经、Ⅳ滑车神经、Ⅴ三叉神经、Ⅵ展神经、Ⅶ面神经、Ⅷ前庭蜗神经（也称位听神经）、Ⅸ舌咽神经、Ⅹ迷走神经、Ⅺ副神经、Ⅻ舌下神经的位置、行程、分支与分布范围，理解脑神经的功能及损伤表现。

三、实验内容

在颅底标本上观察 12 对脑神经及其出入颅的部位。

（一）Ⅰ嗅神经（olfactory nerve）

在头颈正中矢状切标本上观察鼻中隔上部，可见细丝状结构，即嗅神经，向上穿过筛孔进入颅腔，终止于端脑的嗅球。嗅神经含特殊内脏感觉纤维，传导嗅觉冲动。

（二）Ⅱ视神经（optic nerve）

在去除眼眶上壁和外侧壁的标本上观察：可见眼眶内一条粗大呈圆柱状的神经连于眼球后部，即视神经（图 14-7）。它向后经视神经管入颅中窝，连于视交叉，向后续为视束，终止于间脑的外侧膝状体。视神经含特殊躯体感觉纤维，传导视觉冲动。

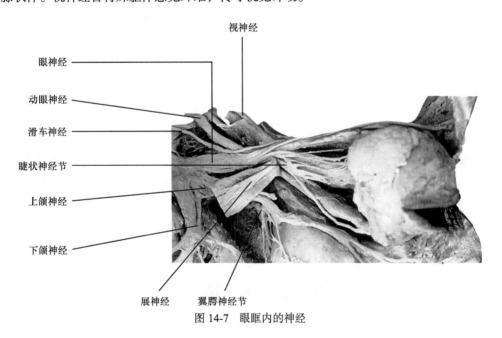

图 14-7　眼眶内的神经

（三）Ⅲ动眼神经（oculomotor nerve）

在脑干与脑神经模型上观察，动眼神经含有躯体运动纤维和一般内脏运动纤维（副交感纤维），它们分别起于中脑的动眼神经核和动眼神经副核。躯体运动纤维支配上直肌和上睑提肌、内直肌、下直肌和下斜肌；副交感纤维经睫状神经节换元后发出节后纤维至眼球，支配瞳孔括约肌和睫状肌。

在眶标本上辨认眼外肌，找到上直肌，可见其下面的后份有一动眼神经的分支进入（图 14-7）。继续辨认进入内直肌、下直肌和下斜肌的分支。在视神经后部与外直肌之间可见稍膨大的睫状神经节，与动眼神经的下斜肌支相连。理解动眼神经损伤表现。

（四）Ⅳ滑车神经（trochlear nerve）、Ⅵ展神经（abducent nerve）

在脑干与脑神经模型上观察，滑车神经和展神经含有躯体运动纤维，分别起于中脑的滑车神经核和脑桥的展神经核，均穿过海绵窦、经眶上裂入眶，分别支配上斜肌和外直肌。

在眶标本上，找到上斜肌，在该肌上缘偏后部，可见滑车神经进入（图14-7）；找到切断的外直肌，可见其内侧有展神经进入。

（五）Ⅴ三叉神经（trigeminal nerve）

在脑干与脑神经模型上观察，三叉神经是最大的脑神经，连于脑桥，含有一般躯体感觉纤维和特殊内脏运动纤维。感觉纤维的胞体在三叉神经压迹处聚集成三叉神经节（假单极神经元），中枢突入脑后终止于三叉神经脑桥核和三叉神经脊束核；周围突组成三大分支，即眼神经、上颌神经和下颌神经，分布于头面部的皮肤和黏膜，传导一般躯体感觉冲动；运动纤维起于脑桥的三叉神经运动核，最后加入下颌神经，支配咀嚼肌。

在头颈部标本与模型上观察三叉神经（模型上有关神经的结构均染为黄色）。

在颅底找到垂体窝，观察海绵窦的位置，可见其内有颈内动脉穿行。紧邻颈内动脉外侧壁处有三条较细的神经，从上往下依次是动眼神经、滑车神经和展神经。在颈内动脉外下方，颞骨岩部尖端可见膨大的三叉神经节（图14-8），向下方发出三大分支，前上内至后下外依次是眼神经、上颌神经和下颌神经。

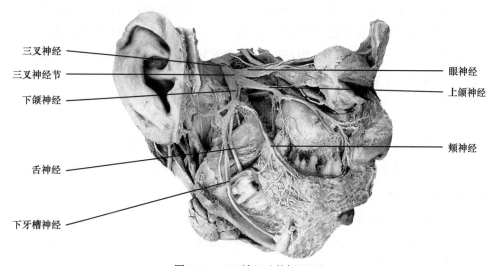

图14-8　三叉神经（外侧面观）

1. 眼神经（ophthalmic nerve）　穿海绵窦外侧壁，经眶上裂入眶，在眶上裂附近分为三支：额神经、泪腺神经和鼻睫神经。额神经走在上睑提肌上面，分两支，其中较大、偏外侧的为眶上神经，经眶上切迹至额顶部皮肤；泪腺神经沿外直肌上缘行向前至泪腺；鼻睫神经位置较深。

2. 上颌神经（maxillary nerve）　穿海绵窦外侧壁，经圆孔至翼腭窝，主干经眶下裂入眶，改名为眶下神经，沿眶下沟、眶下管前行，出眶下孔至面部。在翼腭窝内，上颌神经向前上方分出颧神经，由颧神经分出一小支至泪腺神经；向前下发出上牙槽神经后支，沿上颌骨体后面斜向前下；

向下发出两支很细短的翼腭神经，连于翼腭窝内的翼腭神经节（图 14-7）。

3. 下颌神经（mandibular nerve） 自三叉神经节发出后，向下穿过卵圆孔达颞下窝。在靠近卵圆孔下方，它向前下发出颊神经至颊肌表面，分布于颊部黏膜皮肤（注意：它并不支配颊肌）；向后发出两条细分支——耳颞神经，夹持脑膜中动脉，行向后下，然后会合成一条。下颌神经向下有两条较大的终支：前方较小的是舌神经；后方较大的是下牙槽神经，经下颌孔入下颌管，分支分布于下颌牙和牙龈，终支颏神经出颏孔。下颌神经还发出许多细小肌支至咀嚼肌。

三叉神经分布范围：眼神经分支分布于睑裂至颅顶部的皮肤、眶内结构、部分鼻黏膜和皮肤；上颌神经分支分布于睑裂与口裂之间的皮肤、腭、鼻黏膜及上颌牙、牙龈等；下颌神经分支分布于颞部和口裂以下面部的皮肤、颊部的皮肤和黏膜、舌前 2/3 和口腔底黏膜、下颌牙和牙龈。理解三叉神经损伤表现。

（六）Ⅶ面神经（facial nerve）

在脑干与脑神经模型上观察，面神经含有四种纤维：特殊内脏运动纤维，起于脑桥的面神经核，支配镫骨肌、面肌和颈阔肌；一般内脏运动纤维（副交感纤维），起于脑桥的上泌涎核，一部分纤维经岩大神经止于翼腭神经节，此节发出节后纤维至泪腺、鼻腭黏膜腺，另一部分纤维经鼓索加入舌神经，在下颌下神经节换神经元至下颌下腺和舌下腺，控制腺体的分泌活动；特殊内脏感觉纤维，神经元胞体聚集成膝神经节，中枢突入脑终止于孤束核，周围突经鼓索加入舌神经，分布于舌前 2/3 的味蕾，传导味觉冲动；一般躯体感觉纤维，传导耳部皮肤感觉。

1. 在面侧深区标本或耳的模型上观察面神经 在鼓室前庭窗的后上方找到面神经管，可见其一端连于内耳道底，另一端为茎乳孔，面神经由此出颅。面神经管起始处（靠近内耳道底处）有膨大的膝神经节。面神经在面神经管内的分支有岩大神经、镫骨肌神经和鼓索，逐一观察。岩大神经在膝神经节处发出，至翼腭神经节换神经元；鼓索较细，在面神经出茎乳孔之前发出，进入鼓室，向前穿岩鼓裂连于舌神经，经下颌下神经节换神经元。

2. 在面部浅层肌肉神经血管模型上观察面神经 观察在腮腺前缘呈放射状排列的面神经出茎乳孔后的颅外分支。向上方走行的颞支支配额肌和眼轮匝肌等；向前上方走行的颧支支配颧部的面肌；向前走行的颊支支配颊肌和口轮匝肌等；向前下方的下颌缘支沿下颌骨下缘前行，支配下唇各肌；下行至颈部的颈支支配颈阔肌。理解面神经管内及颅外损伤表现。

（七）Ⅷ前庭蜗神经（vestibulocochlear nerve）

在脑干与脑神经模型上观察，蜗神经和前庭神经含特殊躯体感觉纤维，其胞体分别在蜗轴内和内耳道底聚集成蜗神经节和前庭神经节，两者的中枢突分别组成蜗神经和前庭神经，进入脑桥分别终止于蜗神经核和前庭神经核。

在耳模型上观察，连于蜗底的为蜗神经，连于前庭和膜壶腹的为前庭神经，二者合为前庭蜗神经，经内耳道、内耳门入颅腔；周围突分别分布至螺旋器及椭圆囊斑、球囊斑和壶腹嵴，分别传导听觉和平衡觉冲动。

（八）舌咽神经、迷走神经、副神经、舌下神经

1. 在脑干与脑神经模型上观察

（1）Ⅸ舌咽神经（glossopharyngeal nerve）：含有五种纤维成分。特殊内脏运动纤维，起于疑核，支配茎突咽肌；一般内脏运动纤维（副交感纤维），起于下泌涎核，经鼓室神经、岩小神

经至位于卵圆孔下方、下颌神经内侧的耳神经节，由耳神经节发出节后纤维分布于腮腺；一般和特殊内脏感觉纤维，神经元胞体在颈静脉孔处聚集成下神经节，中枢突终止于延髓的孤束核，周围突分布于咽、软腭、鼓室、咽鼓管、舌后1/3等处黏膜与味蕾、颈动脉窦和颈动脉小球；一般躯体感觉纤维，神经元胞体聚集成上神经节，中枢突终止于三叉神经脊束核，周围突分布于耳后皮肤。

（2）Ⅹ迷走神经（vagus）：含有四种纤维成分。特殊内脏运动纤维，起于疑核，支配咽喉肌；一般内脏运动纤维（副交感纤维），起于迷走神经背核，换神经元后分布至颈、胸、腹部的大部分器官（包括肝、胆囊、肾、脾、胰及结肠左曲以上的消化管），控制平滑肌、心肌和腺体的活动；一般内脏感觉纤维，神经元胞体聚集成下神经节，中枢突终止于延髓的孤束核，周围突分布于颈、胸、腹部的大部分器官，传导内脏感觉冲动；一般躯体感觉纤维，神经元胞体在颈静脉孔处聚集成上神经节，中枢突终止于三叉神经脊束核，周围突分布于耳郭、外耳道的皮肤和硬脑膜。

（3）Ⅺ副神经（accessory nerve）：含特殊内脏运动纤维，由颅根和脊髓根组成。颅根起于疑核的尾端；脊髓根起于脊髓颈段副神经脊髓核，自脊神经前、后根之间出脊髓，脊髓根上升经枕骨大孔入颅腔，与颅根合成副神经。副神经经颈静脉孔出颅后，两根分开，颅根加入迷走神经，支配咽喉肌；脊髓根支配胸锁乳突肌和斜方肌。

（4）Ⅻ舌下神经（hypoglossal nerve）：含有躯体运动纤维，起于延髓内的舌下神经核，支配舌肌。

2. 在颈深层和整体标本上观察

（1）在颈深层标本上（图14-9），观察副神经、舌下神经、舌咽神经和迷走神经。

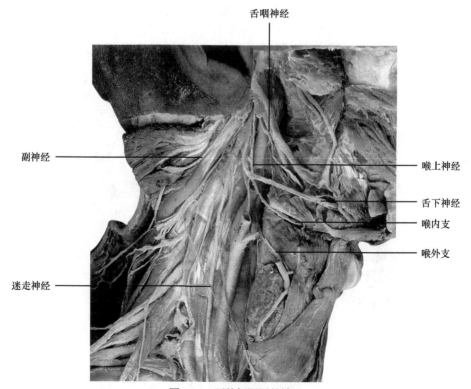

图14-9　颈外侧深层的神经

1）副神经：在颈内动脉后方寻找，斜向后外下至胸锁乳突肌和斜方肌。

2）舌下神经：从颈外动脉下段浅面跨过，弓形向前至舌肌。

3）舌咽神经：在颈内动脉后方找到茎突及其连到咽侧壁的茎突咽肌，查看紧贴该肌下缘后部的舌咽神经，较细。

4）迷走神经：在颈内动脉和颈内静脉之间的后方寻找。注意与交感干区别，交感干的位置偏后，下段较细，上段有明显膨大的神经节。迷走神经上段可见稍膨大的下神经节，由此节向前下发出喉上神经。喉上神经于舌骨大角处分为喉内支与喉外支：喉内支穿甲状舌骨膜入喉，分布于声门裂以上的喉黏膜；喉外支支配环甲肌。迷走神经在颈部下段走在颈总动脉和颈内静脉之间的后方，经胸廓上口进入胸腔。

（2）在整体标本上，观察迷走神经在胸、腹部的走行和分支。

1）在胸部的走行与分支：查看左、右迷走神经分别经过主动脉弓和右锁骨下动脉的前方，再经肺根的后方下行。至食管的前面和后面，两者分别构成食管前、后丛，并向下延续为迷走神经前、后干，穿食管裂孔入腹腔。

在跨过主动脉弓和右锁骨下动脉前方时，左、右迷走神经发出喉返神经，分别勾绕这两条动脉返回颈部，在气管食管间沟内上行。查认其终支喉下神经，分布于声门裂以下的喉黏膜和支配除环甲肌以外的所有喉肌。

2）在腹部的走行与分支：在贲门处找寻迷走神经前干与后干（图 14-10）。迷走神经前干发出沿胃小弯走行的胃前支与走向肝门处的肝支；迷走神经后干发出沿胃小弯走行的胃后支与走向腹腔干的腹腔支。胃前支、胃后支分支至胃前、后壁，在幽门部形成"鸦爪形"分支。

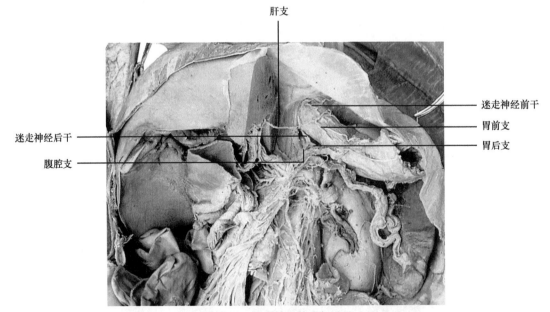

图 14-10　迷走神经前干与后干

四、填　图

脑神经

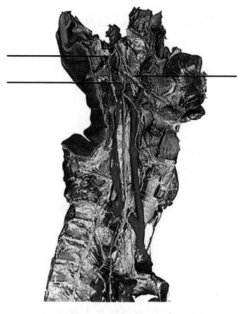

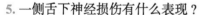

五、思　考　题

1. 分布于视器的脑神经有哪些？各有何功能？

2. 分布于舌的脑神经有哪些？各有何功能？

3. 一侧动眼神经损伤会有什么表现？

4. 试述面神经连于脑的部位、主要行径、纤维成分、各纤维的起核或终核和分布及其功能。一侧面神经在茎乳孔处损伤有何表现？

5. 一侧舌下神经损伤有什么表现？

填图及思考题答案

（丁红梅）

第三节　内脏神经

一、概　述

内脏神经系统（visceral nervous system）是神经系统的一个组成部分，可分为中枢部和周围部。周围部主要分布于内脏、心血管和腺体，故名内脏神经。内脏神经按纤维性质分为感觉和运动纤维成分。其中内脏运动神经调节内脏、心血管的运动和腺体的分泌，这种调节不受意志控制，又称为自主神经系统（autonomic nervous system），同时由于它主要控制和调节动植物共有的物质代谢活动，也称植物神经系统（vegetative nervous system）。内脏感觉神经初级神经元位于脑神经和脊神经节内，其周围支分布于内脏和心血管等处的内感受器。

通过实验观察，查明内脏神经的基本组成和分布概况。

二、实验要求

1. 观察交感神经低级中枢所在的位置、交感神经节的位置、节前纤维和节后纤维的走行和分布，辨认交感干和内脏大神经的构成、形态及位置。

2. 观察副交感神经低级中枢所在的位置、副交感神经节的位置、节前纤维和节后纤维的走行和分布。

3. 观察内脏神经丛的位置和组成。

4. 观察内脏感觉神经的分布，理解内脏痛与牵涉性痛。

三、实验内容

（一）交感神经（sympathetic nerve）

交感神经从低级中枢到达所支配器官经过的两个神经元总结如下：

$$\begin{cases} \text{节前神经元} \begin{cases} \text{胞体} & \text{脊髓 } T_1 \sim L_3 \text{ 节段灰质侧角的中间外侧核} \\ \text{节前纤维} \end{cases} \\ \text{节后神经元} \begin{cases} \text{胞体} & \text{椎旁神经节／椎前神经节} \\ \text{节后纤维} \end{cases} \end{cases}$$

1. 交感神经中枢部　在自主神经系统模型与标本上观察位于脊髓 $T_1 \sim L_3$ 节段灰质侧角的中间外侧核，这些核团为交感神经的低级中枢，即节前神经元。交感神经的节前纤维起于这些核内的神经元。

2. 交感神经周围部　包括交感神经节、节前纤维和节后纤维等。

（1）交感神经节

1）椎旁神经节（paravertebal ganglia）：位于脊柱两侧。从上至下辨认颈上、中、下神经节。在第 7 颈椎横突前方，锁骨下动脉后方可见由颈下神经节和第 1 胸神经节融合而成的颈胸神经节，下方紧连第 2 胸神经节。在腰大肌上段的内前方，可见略微膨大的腰神经节。向下追踪在骶骨前面可见骶神经节。

椎旁神经节借交通支相连接，形成交感干（sympathetic trunk）（图 14-11）。在自主神经系统模型与标本上观察，脊柱两侧前方可找到左、右交感干，可见呈链状，局部膨大的结构即椎旁神经节（交感干神经节），节与节之间的神经即节间支。向下观察可见左、右交感干逐渐向中线靠拢，在尾骨前方合成奇神经节。观察交感干与脊神经之间的交通支，即白交通支与灰交通支。在模型上辨认较粗的白交通支，有 15 对，发自脊神经连至交感干；较细的为灰交通支，有 31 对，发自交感干连于每条脊神经。

2）椎前神经节（prevertebal ganglia）：位于脊柱前方。在腹腔干、肾动脉根部观察成对的腹腔神经节和主动脉肾神经节；在肠系膜上、下动脉根部附近观察单一的肠系膜上、下神经节（图 14-12）。

（2）节前纤维（preganglionic fiber）和节后纤维（postganglionic fiber）：在模型上辨认由交感神经低级中枢发出的节前纤维，可经白交通支到达相应椎旁神经节或其上、下的椎旁神经节，或者穿过椎旁神经节到达椎前神经节。辨认由交感神经节后神经元发至脏器的节后纤维走向，可经灰交通支随脊神经分布或攀附在血管周围随血管分布或由交感神经节直接分支分布于脏器（图 14-13）。理解交感神经节前纤维走行与节后纤维分布规律。

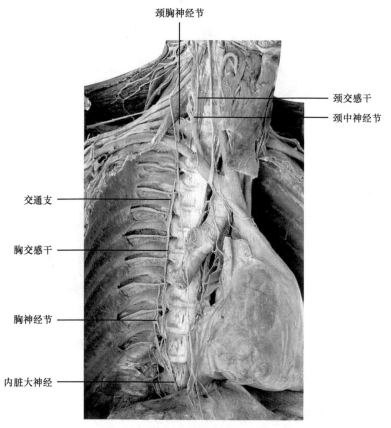

颈胸神经节

颈交感干

颈中神经节

交通支

胸交感干

胸神经节

内脏大神经

图 14-11　颈、胸部的交感神经

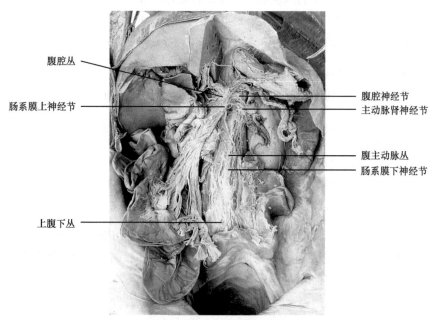

腹腔丛

腹腔神经节

主动脉肾神经节

肠系膜上神经节

腹主动脉丛

肠系膜下神经节

上腹下丛

图 14-12　腹部的神经节及神经丛

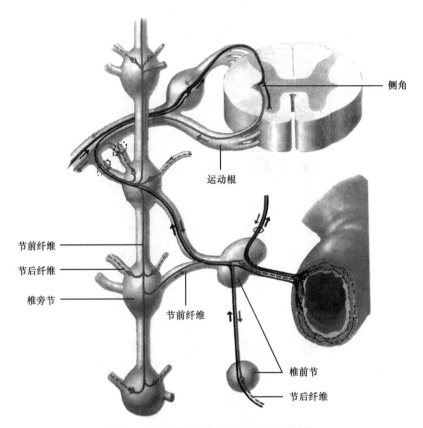

图 14-13 交感神经的节前纤维和节后纤维

（3）内脏大神经（greater splanchnic nerve）、内脏小神经（lesser splanchnic nerve）和腰内脏神经（lumbar splanchnic nerve）：在标本上观察，可见从第 5～9 胸神经节各发出一分支走向下前内侧，合成内脏大神经，穿膈肌下行入腹腔，终止于腹腔神经节；从第 10～12 胸神经节各发出一分支合成内脏小神经，穿膈肌下行入腹腔，终止于主动脉肾神经节；由第 1～3 腰神经节各发出一分支，合成腰内脏神经，斜向下内前，终止于肠系膜下神经节。这 3 对神经均含节前纤维。

（二）副交感神经（parasympathetic nerve）

副交感神经从低级中枢到达所支配器官经过的两个神经元总结如下：

$$\begin{cases} \text{节前神经元} \begin{cases} \text{胞体} & \text{动眼神经副核 / 上泌涎核 / 下泌涎核 / 迷走神经背核} \\ & \text{骶副交感核} \\ \text{节前纤维} \end{cases} \\ \text{节后神经元} \begin{cases} \text{胞体} & \text{睫状神经节 / 翼腭神经节 / 下颌下神经节 / 耳神经节} \\ & \text{器官旁节 / 器官内节} \\ \text{节后纤维} \end{cases} \end{cases}$$

1. 副交感神经中枢部 在自主神经系统模型上观察，位于脑干内的动眼神经副核、上泌涎核、下泌涎核和迷走神经背核及脊髓 $S_{2\sim4}$ 节段的骶副交感核，这些核团为副交感神经的低级中枢，即节前神经元。副交感神经的节前纤维起于这些核内的神经元。

2. 副交感神经周围部 包括副交感神经节、节前纤维和节后纤维等。

（1）颅部副交感神经：在自主神经系统模型上，观察颅部副交感神经的节前纤维随动眼神经、面神经、舌咽神经、迷走神经走行，至器官旁节或器官内节交换神经元，节后纤维分布于相应脏器。

1）睫状神经节（ciliary ganglion）：在眶标本上，在外直肌后方的内侧查看睫状神经节，可见动眼神经的副交感节前纤维终止于此。此节发出节后纤维支配瞳孔括约肌和睫状肌。

2）翼腭神经节（pterygopalatine ganglion）：在面侧区标本上，在翼腭窝内查看翼腭神经节（图 14-14），可见面神经向前发出岩大神经，其副交感节前纤维终止于此。此节发出节后纤维支配泪腺、鼻、腭黏膜腺。

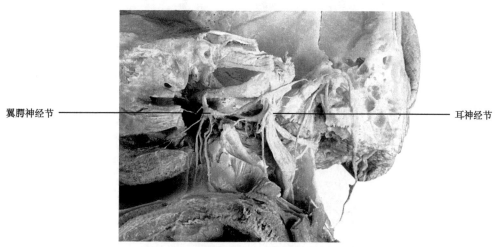

翼腭神经节　　　　　　　　　　　　　　　　　　　　　　　　耳神经节

图 14-14　翼腭神经节和耳神经节（内面观）

3）下颌下神经节（submandibular ganglion）：在下颌骨体截断处查看连于舌神经下方的下颌下神经节，面神经的鼓索加入舌神经后终于此。此节发出节后纤维支配下颌下腺和舌下腺。

4）耳神经节（otic ganglion）：在面侧区标本上，在卵圆孔下方、下颌神经内侧查看耳神经节（图 14-14），可见舌咽神经中的副交感节前纤维终止于此。此节发出节后纤维支配腮腺。

（2）骶部副交感神经：

在自主神经系统模型上，观察骶部副交感神经的节前纤维随骶神经出骶前孔，查看它们向前组成盆腔内脏神经，参与组成盆丛，至器官旁节或器官内节交换神经元，节后纤维分布于盆腔器官。

（三）内脏神经丛

在自主神经系统模型上，寻找主动脉弓下方和气管杈前方的心丛、肺根前后方的肺丛、腹腔干和肠系膜上动脉根部的腹腔丛、腹主动脉两侧及前面的腹主动脉丛、左右髂总动脉之间和第 5 腰椎前方的上腹下丛及直肠两侧的盆丛（下腹下丛）。上述各神经丛间均有纤维联系（图 14-12）。

（四）内脏感觉神经

内脏感觉神经存在于脊神经和脑神经中，不仅参与组成内脏神经丛，也与交感神经和副交感神经伴行。注意理解牵涉性痛的特点。

四、填　图

交感神经

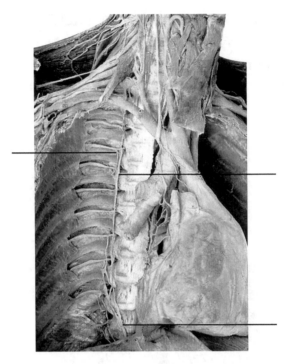

五、思　考　题

填图及思考题答案

1. 节前纤维与节后纤维有何不同？

2. 什么叫白交通支和灰交通支？白、灰交通支各有多少对，各含什么纤维成分？内脏大、小神经内含有什么纤维成分？

3. 试述交感神经与副交感神经的主要差别。

（宣爱国）

第十五章　神经传导通路

一、概　述

神经传导通路有感觉传导通路和运动传导通路两种类型。感觉传导通路主要包括躯干四肢深感觉（本体感觉）和皮肤精细触觉，浅感觉（痛、温觉和触觉）传导通路，头面部浅感觉（痛、温觉和触觉）传导通路，视觉传导通路和听觉传导通路。运动传导通路管理骨骼肌的随意运动，通过锥体系和锥体外系神经传导通路来实现。

通过实验观察，查明感觉传导通路的三级神经元和运动传导通路上、下两级神经元。

二、实验要求

1.观察躯干、四肢本体感觉和精细触觉传导路中的三级神经元、纤维交叉和产生深感觉的部位。

2.观察躯干、四肢痛、温、粗触觉传导路中的三级神经元、纤维交叉和产生浅感觉的部位。

3.观察头面部痛、温、粗触觉传导路中的三级神经元、纤维交叉和产生浅感觉的部位。

4.观察视觉传导通路中视觉信息所经过的三级神经元，识别视觉感受器和视觉中枢所在部位；观察瞳孔对光反射所经过的神经元。

5.观察听觉传导通路中听觉信息所经过的四级神经元，识别听觉感受器和听觉中枢所在部位。

6.观察运动传导通路中运动信息发出的部位和所经过的神经元，理解上、下两级运动神经元。

三、实验内容

（一）感觉传导通路

1.躯干、四肢深感觉和精细触觉传导通路

（1）第一级神经元胞体位于脊神经节内，周围突分布至肌、腱、关节等处的本体感觉感受器和皮肤的精细触觉感受器，中枢突经后根进入脊髓后索转向上行，参与组成薄束和楔束。需要注意的是：在后索中，楔束走在薄束的外侧。

（2）第二级神经元胞体位于延髓的薄束核和楔束核。由薄束核和楔束核发出的第二级纤维绕中央灰质向前内侧走行，在中央灰质前方的中线处，两侧的纤维交叉并转向上行，组成内侧丘系。内侧丘系在双侧下橄榄核内侧、中线两旁上行，继而与斜方体互相交错后在红核的背外侧上行。

（3）第三级神经元胞体位于背侧丘脑腹后外侧核，由此发出第三级纤维丘脑中央辐射，经内囊后肢上行，投射到大脑皮质中央后回的中上部和中央旁小叶后部（图 15-1）。

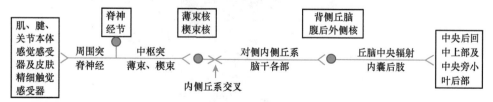

图 15-1　躯干、四肢本体感觉和精细触觉传导通路

2. 躯干、四肢浅感觉传导通路

（1）第一级神经元胞体位于脊神经节内，周围突分布至皮肤，中枢突经后根入脊髓后进入脊髓背外侧束，在束内上升 1～2 个脊髓节段，止于后角固有核。

（2）第二级神经元胞体位于脊髓后角固有核，发出第二级纤维经白质前连合交叉至对侧，组成脊髓丘脑束。

（3）第三级神经元胞体位于背侧丘脑腹后外侧核，由此核发出丘脑中央辐射，经内囊后肢上行，投射到大脑皮质中央后回中上部和中央旁小叶后部（图 15-2）。

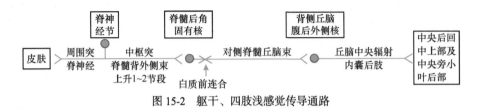

图 15-2　躯干、四肢浅感觉传导通路

3. 头面部浅感觉传导通路

（1）第一级神经元胞体位于三叉神经节内，纤维周围突分布至头面部皮肤，口腔及鼻黏膜等处的感受器；中枢突经三叉神经根进入脑桥。

（2）第二级神经元位于三叉神经脑桥核和三叉神经脊束核，由此核发出第二级纤维越边至对侧上行，组成三叉丘系。此纤维束在中脑位于内侧丘系的背外侧。

（3）第三级神经元胞体位于背侧丘脑腹后内侧核。由此核发出第三级纤维，经内囊后肢，投射到大脑皮质中央后回的下部。

4. 视觉传导通路及瞳孔对光反射通路

（1）视觉传导通路：发自视网膜颞侧半（外侧半）的纤维经视神经到视交叉，在视交叉处不越边，加入同侧视束；发自视网膜鼻侧半（内侧半）的纤维在视交叉处越边，加入对侧视束。视束绕大脑脚向后走，终止于外侧膝状体。由外侧膝状体发出的纤维组成视辐射，经内囊后肢投射到枕叶距状沟两侧的皮质（图 15-3）。

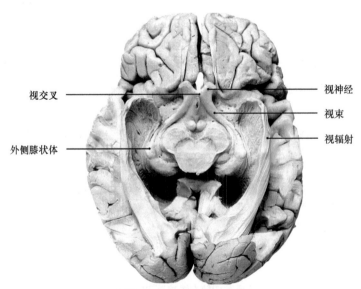

图 15-3　视束和视辐射

（2）瞳孔对光反射通路：瞳孔对光反射是视觉反射的一种。它表现为：当视网膜受到强光刺激时，出现瞳孔缩小的反应。视束中除一部分纤维终止于外侧膝状体外，还有一部分纤维继续向后，传导信息至顶盖前区（瞳孔对光反射中枢）。一侧顶盖前区发出纤维至双侧的动眼神经副核，动眼神经副核发出副交感节前纤维加入动眼神经，最后终止于睫状神经节，继而由此神经节发出副交感节后纤维至瞳孔括约肌引起该肌收缩，使瞳孔缩小。

5. 听觉传导通路　此通路的第一级神经元（双极细胞）胞体在蜗轴中聚集成蜗神经节，其周围突分布至螺旋器；中枢突组成蜗神经，入脑后终止于第二级神经元蜗神经前核和蜗神经后核。由此二核发出的第二级纤维：一部分越边至对侧，组成斜方体，然后转向上行，形成外侧丘系；另一部分不越边，参与同侧外侧丘系的组成。第三级神经元为下丘，发出纤维经下丘臂止于第四段神经元内侧膝状体。由内侧膝状体发出的纤维组成听辐射，经内囊后肢投射到大脑皮质的颞横回。

（二）运动传导通路

位于中央前回和中央旁小叶前部的巨型锥体细胞和其他类型的锥体细胞及位于额、顶叶部分区域的锥体细胞的轴突组成锥体束（图 15-4），其中，下行至脊髓的纤维束称皮质脊髓束；止于脑干脑神经运动核的纤维束称皮质核束。

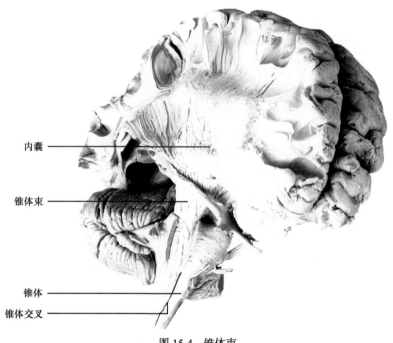

内囊

锥体束

锥体

锥体交叉

图 15-4　锥体束

1. 皮质脊髓束　起自大脑皮质中央前回的中、上部和中央旁小叶前部，下行经内囊后肢、大脑脚底中部、脑桥基底部和延髓锥体到延髓下端。在延髓下端锥体交叉处，大部分纤维越边至对侧脊髓外侧索内下行，组成皮质脊髓侧束，在下行途中不断分出侧支终止于脊髓前角运动神经元；小部分纤维不越边，在同侧脊髓前索内下行，组成皮质脊髓前束，纤维终止于双侧脊髓前角运动神经元。

2. 皮质核束　发自大脑皮质中央前回的下部，经内囊膝、大脑脚底中部、脑桥基底部下行，沿途不断分出纤维终止于双侧脑神经运动核，但面神经核和舌下神经核例外。皮质核束的纤维止于双侧面神经核上部（发出纤维支配面上部表情肌），而面神经核下部（发出纤维支配面下部表情肌）和舌下神经核只接受对侧皮质核束神经纤维支配。

<h2 style="text-align:center">四、思 考 题</h2>

思考题答案

1. 躯干、四肢的深感觉传导通路三级神经元的胞体分别位于何处？

2. 蚊子叮咬左小指背面皮肤产生痛觉，试用传导通路知识解释这一过程。（用箭头表示）

3. 上运动神经元和下运动神经元的胞体分别位于何处？

4. 试用传导通路知识分析右手拍打这一动作，从大脑皮质至效应器所经过的结构。（用箭头表示）

（郝彦利）

第十六章　脑和脊髓的被膜、血管及脑脊液循环

一、概　　述

脑和脊髓的表面均有三层被膜包裹，具有保护和支持的作用。外层为坚韧的硬膜，中层透明的薄膜为蛛网膜，最内层为薄而富有血管的软膜。脑和脊髓的三层被膜在枕骨大孔处互相移行。蛛网膜与软膜之间的腔隙，称蛛网膜下隙，内含脑脊液。

脑的动脉主要来源于颈内动脉和椎动脉。大脑动脉环位于脑底面，环绕在视交叉、灰结节和乳头体周围，由大脑后动脉、后交通动脉、颈内动脉、大脑前动脉、前交通动脉共同围成。脑的静脉不与动脉伴行，可分为浅、深两组。

各脑室脉络丛产生脑脊液，从侧脑室流经室间孔、第三脑室、中脑水管、第四脑室进入蛛网膜下隙，再经过蛛网膜粒渗透入硬脑膜窦。

二、实 验 要 求

1. 观察脑和脊髓被膜的层次、各层的形成物及其特点。

2. 观察颈内动脉和椎动脉的行程及其主要分支，大脑前、中、后动脉的分布；大脑动脉环的组成和位置。

3. 观察各脑室的名称和位置，理解脑脊液的功能和循环途径。

三、实 验 内 容

（一）脑和脊髓的被膜

1. 脊髓的被膜

（1）硬脊膜（spinal dura mater）：在脊髓标本上观察，硬脊膜为脊髓最外面一层厚而坚韧的结缔组织膜。硬脊膜上端附于枕骨大孔周缘，下端平对第2骶椎，呈盲囊状。硬脊膜与椎管壁内面的骨膜之间的窄隙，为硬膜外隙，可见有脊神经根穿过。

（2）软脊膜（spinal pia mater）：为紧贴脊髓表面的薄层结缔组织膜，不易与脊髓分离。

（3）脊髓蛛网膜（spinal arachnoid mater）：为硬脊膜和软脊膜之间的半透明薄膜。在脊髓蛛网膜和软脊膜之间有较宽的蛛网膜下隙。在成人脊髓下端至第2骶椎水平，蛛网膜围成的一大腔隙，为终池，内含马尾。

2. 脑的被膜

（1）硬脑膜（cerebral dura mater）：在取出脑的颅腔标本上观察，贴于颅腔壁内面一厚而坚韧的纤维结缔组织膜，即为硬脑膜（图16-1）。沿硬脑膜正中矢状面向下可见一片状似镰刀突起的大脑镰。大脑镰前端较窄，附于鸡冠上；后端较宽，与近水平位的小脑幕相连。

在大脑镰的上缘可见到一个纵贯大脑镰上缘的三角形腔隙，此为上矢状窦。大脑镰下缘内的小腔隙为下矢状窦。直窦为连接大脑镰与小脑幕的腔隙。直窦前接下矢状窦，后接上矢状窦。横窦较粗大，位于小脑幕后缘的横窦沟内。左右横窦的后内侧端始于枕内隆凸处，续接上矢状窦与直窦，前外侧端弯曲向下续接乙状窦。左右横窦、上矢状窦和直窦汇合成窦汇。乙状窦位于乙状窦沟内，其下端于颈静脉孔处连于颈内静脉。在垂体窝两侧硬脑膜形成海绵窦。上述各硬脑膜窦

内有静脉血。

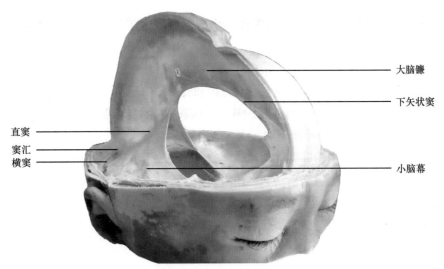

图 16-1　硬脑膜及硬脑膜窦

（2）脑蛛网膜（cerebral arachnoid mater）和软脑膜（cerebral pia mater）：在离体全脑标本上观察，可见跨过脑沟有一层半透明薄膜，即脑蛛网膜（图 16-2）。脑蛛网膜除伸入大脑纵裂和大脑横裂外，在各脑沟处均跨越脑沟。查看软脑膜伸入脑沟内，不易与脑实质分离。蛛网膜在上矢状窦附近形成很多大小不等的颗粒状突起即蛛网膜粒。

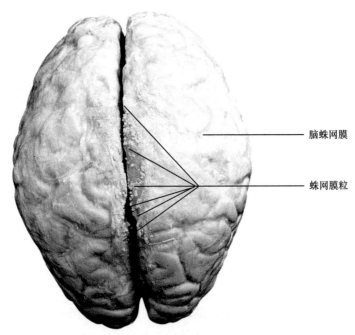

图 16-2　脑蛛网膜

（二）脑和脊髓的血管

1. 脑的血管

（1）颈内动脉（internal carotid artery）：在离体全脑标本上观察，左、右颈内动脉位于视交叉两侧。颈内动脉起于颈总动脉，入颅腔后立即进入海绵窦，在视交叉外侧的主要分支为：

1）后交通动脉（posterior communicating artery）：自颈内动脉发出后，在视束下面行向后，与大脑后动脉吻合，是颈内动脉系和椎－基底动脉系的吻合支。

2）大脑前动脉（anterior cerebral artery）：自颈内动脉分出后，进入大脑纵裂。查看其沿胼胝体沟向后走，沿途分支分布于额叶下面一部分、顶枕沟以前的大脑半球内侧面及额、顶叶上外侧面的上部。前交通动脉吻合左、右大脑前动脉进入大脑纵裂前的部分。

3）脉络丛前动脉：沿视束下面向后行。查看其经大脑脚与海马旁回的钩之间向后进入侧脑室下角。

4）大脑中动脉（middle cerebral artery）：为颈内动脉直接延续，是其最大分支。查看大脑中动脉走向外侧，进入外侧沟，沿途发出分支分布于岛叶和大脑半球上外侧面的绝大部分。

（2）椎动脉（vertebral artery）：在延髓的前面可见一对较大的动脉，即椎动脉。椎动脉发自锁骨下动脉，穿第6至第1颈椎横突孔，经枕骨大孔入颅腔，沿延髓上行并逐渐相互靠近，在延髓脑桥沟附近合成单一的基底动脉，行于脑桥的基底沟内。

查看椎动脉上端发出的大脑后动脉（posterior cerebral artery），绕脑干走向后，分支分布于大脑半球枕叶的全部和颞叶的下面。大脑后动脉起始段与后交通动脉相连。

（3）大脑动脉环（cerebral arterial circle）：在脑底下方和蝶鞍上方观察，大脑动脉环是环绕视交叉、灰结节和乳头体周围，由前交通动脉、两侧大脑前动脉起始段、两侧颈内动脉末端、两侧后交通动脉和两侧大脑后动脉起始段彼此吻合成的（图16-3）。

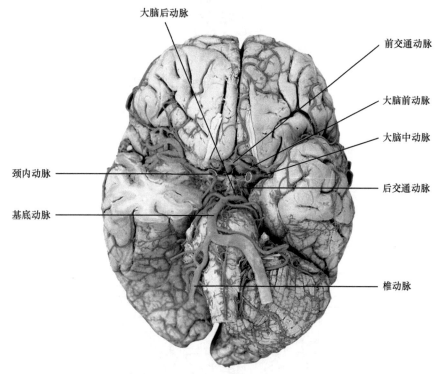

大脑后动脉

前交通动脉

大脑前动脉

大脑中动脉

颈内动脉

后交通动脉

基底动脉

椎动脉

图16-3　脑底的动脉

（4）脑的静脉：在离体全脑标本上观察，脑的静脉不与动脉伴行，可分浅、深两组。大脑浅静脉收集皮质及皮质下髓质的静脉血，注入邻近的硬脑膜窦。大脑大静脉为大脑深静脉，收集深部结构的静脉血，于胼胝体压部的后下方向后注入直窦。

2. 脊髓的血管 脊髓前动脉沿前正中裂下行，脊髓后动脉沿脊神经后根内侧平行下降。脊髓静脉较多，最后汇合成脊髓前、后静脉，注入椎内静脉丛。

（三）脑脊液（cerebrospinal fluid）

在脑正中矢状切标本（图16-4）上观察侧脑室、第三脑室及第四脑室的脉络丛。由左、右侧脑室产生的脑脊液，经室间孔流向第三脑室，与第三脑室脉络丛产生的脑脊液一起，经中脑水管流入第四脑室，与第四脑室脉络丛产生的脑脊液一起，经正中孔和外侧孔，流入蛛网膜下隙，流向大脑背面，经蛛网膜粒渗透到硬脑膜窦。

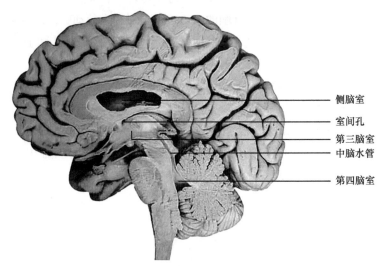

侧脑室
室间孔
第三脑室
中脑水管
第四脑室

图 16-4　脑的正中矢状切面（脑室系统）

四、填　图

大脑动脉环

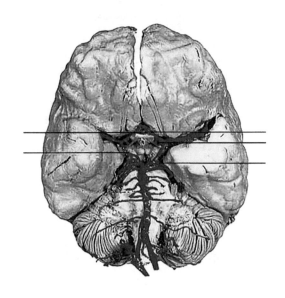

五、思 考 题

1. 试述脑和脊髓的被膜从外向内的名称。

2. 硬脑膜形成哪些主要结构？硬脑膜窦主要有哪些？其内静脉血的流注关系是怎样的？

填图及思考题答案

3. 试述大脑动脉环的构成及位置。

4. 试述脑脊液的产生及回流途径。

（郝彦利）

第十七章　内分泌系

一、概　　述

内分泌系统由内分泌腺和内分泌组织构成，对机体的新陈代谢、生长发育和生殖活动等进行体液调节。内分泌腺没有排泄管，其分泌的物质是激素，直接透入血液或淋巴，随血液循环运送到全身，影响靶器官的活动。内分泌组织仅为一些细胞团，分散存在于某些器官之内。

内分泌系统包括：甲状腺、甲状旁腺、肾上腺、垂体、松果体、胸腺、生殖腺和胰内的胰岛及消化道和呼吸道内的内分泌组织（图 17-1）。

通过实验观察，查明全身各主要内分泌器官的位置和形态，理解其与功能的关系。

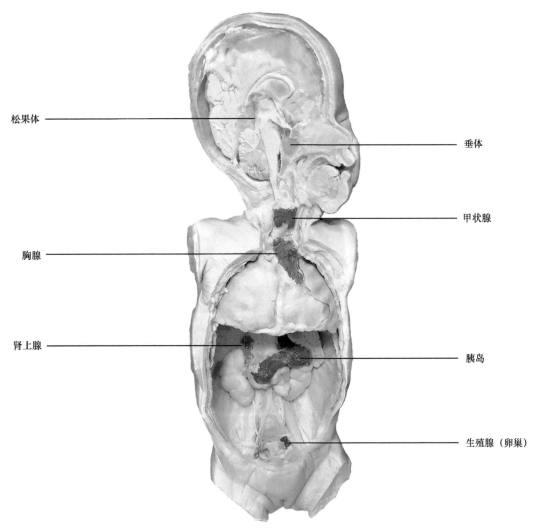

松果体　　　　　　　　　　　　　　　　　　　　　垂体

　　　　　　　　　　　　　　　　　　　　　　　甲状腺

胸腺

肾上腺　　　　　　　　　　　　　　　　　　　　　胰岛

　　　　　　　　　　　　　　　　　　　　　生殖腺（卵巢）

图 17-1　内分泌系统概观

二、实验要求

观察垂体、甲状腺、甲状旁腺、肾上腺、松果体、胰岛、胸腺和生殖腺的位置和形态，理解其功能。

三、实验内容

（一）垂体（hypophysis）

在内分泌器官的原位标本或模型上观察，垂体位于垂体窝内，借漏斗连于下丘脑。垂体为卵圆形，色灰红，外包以坚韧的硬脑膜，可分为位于前方的腺垂体和位于后方的神经垂体两部分，理解其功能。

（二）甲状腺（thyroid gland）

在内分泌器官的原位标本上观察，甲状腺由左、右两个侧叶和中间的甲状腺峡组成（图17-2）。甲状腺侧叶呈锥形，贴附在喉下部与气管上部的两侧面，上端达甲状软骨中部，下端平第6气管软骨环。甲状腺峡多位于第2～4气管软骨环前方。有的自甲状腺峡向上伸出锥状叶。甲状腺表面包有真被膜和假被膜。甲状腺分泌甲状腺素，调节机体基础代谢并影响生长和发育。

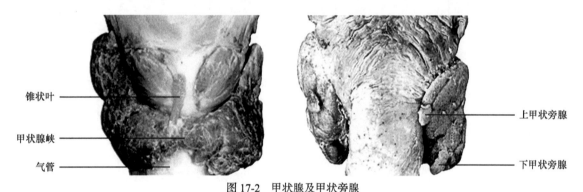

锥状叶

甲状腺峡

气管

上甲状旁腺

下甲状旁腺

图 17-2 甲状腺及甲状旁腺

（三）甲状旁腺（parathyroid gland）

在甲状腺标本上观察，甲状旁腺呈棕黄色、扁椭圆形如黄豆大小的腺体，通常有上、下两对，均贴附在甲状腺侧叶的后面（图17-2）。上一对位于甲状腺侧叶后缘上、中1/3交界处；下一对多位于甲状腺下动脉进入腺体的附近。甲状旁腺分泌的甲状旁腺素能调节钙磷代谢，维持血钙平衡。

（四）肾上腺（suprarenal gland）

在腹后壁原位标本上观察，肾上腺位于腹膜之后、肾的上内方，与肾共同包在肾筋膜内，左、右各一，左肾上腺近似半月形，右肾上腺呈三角形，理解其功能。

（五）松果体（pineal body）

在内分泌器官的原位标本或脑干模型上观察，松果体为一椭圆形小体，形似松果而得名。其位于上丘脑的后上方，松果体在儿童期比较发达；成年后松果体可部分钙化形成钙斑。

（六）胰岛（pancreatic islet）

胰岛是胰的内分泌部分，为许多大小不等和形状不一的细胞团，散在于胰腺实质内，以胰尾为最多。胰岛分泌胰岛素，主要调节血糖浓度。

（七）胸腺（thymus）

胸腺位于上纵隔前部，其功能较为复杂（图 17-1）。

（八）生殖腺（gonad）

生殖腺又称性腺，男性的生殖腺为睾丸，分泌男性激素，女性的生殖腺为卵巢，主要分泌雌激素和孕激素。性激素可促进生殖器官的发育和维持第二性征。

四、思 考 题

思考题答案

1. 试述内分泌系统的组成和功能。
2. 试述甲状腺的位置、形态及其功能。

（王 潇）